ARCHIV FÜR TIERERNÄHRUNG

UNTER MITWIRKUNG VON

Prof. Dr. Dr. W. Lenkeit, Göttingen. Prof. Dr. K. Nehring, Rostock
Prof. Dr. Dr. Dr. h. c. Dr. h. c. A. Scheunert, Potsdam-Rehbrücke
Prof. Dr. Dr. W. Wöhlbier, Stuttgart-Hohenheim

HERAUSGEGEBEN VON

ERNST MANGOLD

Prof. Dr. med. Dr. phil. Dr. med. vet. h. c. Dr. agr. h. c.
Direktor des Instituts für Tierernährungslehre
der Humboldt-Universität Berlin

3. BAND
JANUAR-FEBRUAR 1953
HEFT

4

AKADEMIE-VERLAG · BERLIN

ARCH. TIERERNÄHRUNG · 3. BAND NR. 4 · S. 195–258 · BERLIN · JAN.-FEBR. 1953

INHALT

Das Archiv für Tierernährung erscheint zweimonatlich in Heften zu 64 Seiten im Format 17,5 × 25 cm. Der Preis des Heftes beträgt DM 8,50. 6 Hefte werden zu einem Band vereinigt. Der Besteller muß sich zur Abnahme eines Bandes verpflichten. Die Hefte werden jeweils einzeln berechnet. Im Jahre erscheint nicht mehr als 1 Band. Bestellungen werden direkt an den Akademie-Verlag GmbH., Berlin W 8, Mohrenstraße 39 oder über eine wissenschaftliche Buchhandlung erbeten.

Manuskriptsendungen — zugelassen sind die vier Kongreßsprachen — sind an den Herausgeber, Herrn Prof. Dr. Ernst Mangold, Berlin N 4, Invalidenstr. 42, zu richten. Mit der Veröffentlichung geht das alleinige Verlagsrecht an das Archiv für Tierernährung über. Daher müssen Arbeiten, die bereits an anderer Stelle veröffentlicht worden sind, zurückgewiesen werden. Die Verfasser verpflichten sich, Manuskripte, die vom Archiv für Tierernährung angenommen worden sind, nicht an anderer Stelle zu veröffentlichen.

Die Verfasser erhalten von größeren wissenschaftlichen Arbeiten 50 Sonderdrucke unentgeltlich. Den Manuskripten beiliegende Zeichnungen müssen sauber, in zweifacher Größe ausgeführt sein. Wenn sie nicht voll reproduktionsfähig nach den Vorschriften des Normblattes DIN 474 eingereicht werden, ist die Beschriftung nur mit Bleistift einzutragen. Zur Herstellung von Netzätzungen sind nur einwandfreie Photographien brauchbar.

Für alle Literaturzitate sind die Vorschriften des Normblattes DIN 1502 und 1502 Beiblatt I maßgebend. Die Zitate müssen den Verfasser (mit den Anfangsbuchstaben der Vornamen), den vollständigen Titel der Arbeit und die Quelle mit Band, Seitenzahl und Erscheinungsjahr enthalten. Das Literaturverzeichnis soll alphabetisch geordnet sein.

Herausgeber und verantwortlich für den Inhalt: Prof. Dr. med. Dr. phil. Dr. med. vet h. c. Dr. agr. h. c. Ernst Mangold, Berlin N 4, Invalidenstraße 42 (Fernruf 42 96 64). Verlag: Akademie-Verlag GmbH., Berlin W 8, Mohrenstraße 39 (Fernruf: 20 30 96); Postscheckkonto: 350 21. Bestell- und Verlagsnummer dieses Heftes: 1010/III/4. Das Archiv für Tierernährung erscheint vorläufig jährlich in 1 Band zu 6 Heften. Bezugspreis je Einzelheft DM 8.50, ausschließlich Porto und Verpackung. Satz und Druck: Robert Noske, Borna (Bez. Leipzig). Veröffentlicht unter der Lizenz-Nr. 1213 des Amtes für Literatur und Verlagswesen der Deutschen Demokratischen Republik. Printed in Germany.

Aus dem Tierhygienischen Institut Freiburg i. Br. (Direktor: Prof. Dr. K. TRAUTWEIN) und der Bad. Staatl. Landw. Versuchs- und Forschungsanstalt Augustenberg (Direktor: Dr. H. RIEHM)

H. K. ENGLERT, H. BAUER und H. KUMMER

ÜBER DIE FISCHMEHLKRANKHEIT DES SCHWEINES

Gegen Ende des Jahres 1950 traten bei Mastschweinen der Staatl. Versuchsanstalt für Schweinezucht und -haltung in Forchheim bei Karlsruhe schwere Erkrankungen auf, die in kausalem Zusammenhang mit der Verfütterung eines bestimmten Dorschmehles gebracht wurden. Durch die Erkrankungen erlitt der Bestand an Mastschweinen starke Einbußen, die laufenden Mastleistungsprüfungen waren empfindlich gestört, ihre weitere Durchführung war in Frage gestellt. Die Aufklärung der Krankheitsursache erschien umso dringender, als auch andernorts in landwirtschaftlichen Betrieben und in Schweinezuchtanstalten hin und wieder ähnliche Schweineerkrankungen beobachtet worden sind, die mit der Verfütterung von Dorschmehlen, bzw. Fischmehlen in Zusammenhang zu stehen schienen.

Die vorliegende Veröffentlichung ist entstanden aus einer Gemeinschaftsarbeit des Tierhygienischen Instituts Freiburg und der Landw. Versuchs- und Forschungsanstalt Augustenberg. Sie gibt einen Bericht über die Art der in der Mastprüfungsanstalt Forchheim aufgetretenen Erkrankungen sowie über die Untersuchungen zur Klärung der Krankheitsursache. Sie soll gleichzeitig einen Beitrag zur sog. Fischmehlkrankheit des Schweines im allgemeinen liefern und zeigen, daß die zur Qualitätsbeurteilung der Fischmehle bislang angewandten Untersuchungsmethoden nicht immer ausreichen.

I. Allgemeines über die „Fischmehlkrankheit" des Schweines

Entgegen der im allgemeinen günstigen Wirkung und den unzweifelhaften Vorteilen der Fischmehlverfütterung bei Schweinen (LEHMANN [14]) werden aus der Praxis, wenn auch vereinzelt, so doch immer wieder Stimmen laut, die darauf hinweisen, daß mit manchen Fischmehlen trotz ihres relativ hohen Eiweißgehaltes nur ungenügende Zunahmen bei Schweinen erzielt werden. Auch in wissenschaftlichen Fütterungsversuchen haben Fischmehle bei der Schweinemast wiederholt eine unzureichende Wirkung gezeigt, ohne daß die Ursachen hierfür geklärt werden konnten. Interessant in diesem Zusammenhang ist eine neuere Mitteilung von SPERLING [34], wonach bei vergleichenden Fütterungsversuchen mit Frischheringsmehlen und 70%igem Dorschmehl sich letzteres stark unterlegen erwies und zu hochgradigen Mangelerscheinungen führte, die weder durch Vitamine noch durch Fischpreßsaft, Hefe oder Mineralstoffgemische zu beseitigen waren. Erst die Zufütterung von Magermilch brachte Erfolg. Bei Umstellung der Dorschmehlgruppe auf Frischheringsmehl verschwanden alle Mangelerscheinungen in kurzer Zeit. Die Untersuchung des Dorschmehles hatte keinerlei Anhaltspunkte für das Vorhandensein giftiger Bestandteile oder für eine Unterwertigkeit ergeben.

Darüber hinaus sind nach Verfütterung von Fischmehlen auch schon schwere Erkrankungen von Schweinen beobachtet worden. Während sich in manchen dieser Fälle die verdächtigen Fischmehle bei ihrer Untersuchung aus irgend einem Grunde als minderwertig, verdorben oder sonstwie gesundheitsschädlich erwiesen haben, sodaß die aufgetretenen Erkrankungen auf offensichtliche Mängel der verfütterten Fischmehle zurückgeführt werden konnten, sind wiederholt auch rätselhafte Schweineerkrankungen nach Verfütterung von Fischmehlen bekannt geworden, indem sich letztere bei der Untersuchung mit Hilfe der üblichen Methoden als normal erwiesen.

Qualität und Futterwert der Fischmehle unterliegen großen Schwankungen. Sie sind in erster Linie durch die unterschiedliche Beschaffenheit der zur Verarbeitung gelangenden Rohstoffe sowie durch die verschiedenartigen Herstellungsverfahren bedingt. Darüber haben eingehend HONCAMP und Mitarbeiter [8], SCHULTZE [33], KLING [10], [11], BREIREM [3] und erst kürzlich SPERLING [35] berichtet. Wenn auch der größte Teil der im Handel befindlichen Fischmehle eine gute Qualität aufweist, so haben doch die zahlreichen von den Deutschen Landwirtschaftlichen Untersuchungs- und Forschungsanstalten seit vielen Jahren bis heute durchgeführten Untersuchungen gezeigt, daß immer wieder Fischmehle in den Verkehr gelangen, die hinsichtlich ihrer Qualität zu wünschen übrig lassen und aus den verschiedensten Gründen beanstandet werden müssen (siehe z. B. KLING [10, 11], MACH und CLAUS [19], LENKEIT [15]). Die Gründe für die Beanstandungen waren: Mindergehalt an Rohprotein, zu hoher Gehalt an Fett, Wasser, Salz, zu hoher Besatz mit Gräten (mitunter auch zu große und spitze Gräten) mit Beifang (Krebsen, Krabben, Seesterne, Seetang, Muschelschalen u. a.), Verunreinigungen durch Sand u. a. mineralische Stoffe, Verfälschungen mit fremden Bestandteilen (Tiermehl, Walmehl, Knochenschrot, Maiskeimschrot, Milokorn, Erdnußhülsen, Reisspelzen, kohlensaurem Kalk, phosphorsaurer Kalk u. a.), mangelhafter Frischezustand (starke Verpilzung, hoher Bakteriengehalt, Befall mit Milben und anderen tierischen Schädlingen), unangenehmer Geruch, zu hoher Gehalt an freien Fettsäuren oder an Sulfid- und Ammoniumverbindungen, der auf eingetretene Zersetzung schließen läßt, und schließlich unzutreffende Bezeichnungen (z. B. als Fischmehl bezeichnete Heringsmehle, als Dorschmehl bezeichnete Fischmehle u. a.)

Man war und ist auch heute noch vielfach geneigt, bei Schweinen aufgetretene Vergiftungserscheinungen mit einem zu hohen *Kochsalzgehalt* der verfütterten Fischmehle in Verbindung zu bringen. Die Ursache mancher dieser Vergiftungen dürfte indessen nicht im Salz, sondern in Zersetzungsprodukten der Eiweißstoffe der betreffenden Fischmehle zu suchen sein, wie auch schon

STANG [36] betonte. Er fand, daß Fischmehle mit einem Kochsalzgehalt bis zu 20% in normalen Mengen an Schweine verfüttert werden können, ohne daß Nachteile hinsichtlich der Gewichtszunahme oder eine Gefährdung der Gesundheit der Tiere zu beobachten sind, vorausgesetzt, daß es sich bei den betreffenden Fischmehlen an sich um reine und unverdorbene Ware handelt. Die Grenze der Schädlichkeit von Salzgaben beim Schwein liegt nach STANG [36] bei 2 g je kg Körpergewicht, d. i. für ein Zentnerschwein um 100 g Kochsalz je Tag. Auch größere Gaben bis 5 g je kg Körpergewicht konnten einige Tage hintereinander gegeben werden, ohne daß die Schweine tödlich erkrankten. Die Tiere zeigten zwar Erbrechen, Durchfall und Lähmungserscheinungen, diese schwanden jedoch mit dem Tag, an dem die altgewohnte Fütterung einsetzte. Bei Schweinen, die täglich 200 g Fischmehl mit 10%, 6% oder 4% Kochsalz erhielten, konnten weder im Kochsalz- noch im Eiweißgehalt des Blutserums Unterschiede festgestellt werden (RADEFF [28]). Auch der Harn erfuhr keine krankhaften Veränderungen, wie überhaupt der Gesundheitszustand der Schweine durch Verfütterung von Fischmehlen mit erhöhtem Kochsalzgehalt nicht gestört war (siehe auch MAYRHOFER [21] und SCHMIDT [29]). Es sei hier bemerkt, daß im Gegensatz zum Schwein das Geflügel gegen Kochsalz ausgesprochen empfindlich ist, und daß bei Verfütterung von Fischmehlen mit erhöhtem Kochsalzgehalt an Hühner immer mit Schädigungen gerechnet werden muß. So ist die von RINDFLEISCH-SEYFARTH [27] beschriebene Fischmehlkrankheit von Hühnerküken auf Kochsalzvergiftung zurückzuführen.

Relativ einfach sind die Ursachen von Schweineerkrankungen zu erkennen, wenn die Untersuchungen ergeben, daß *nicht mehr frische oder verdorbene Fischmehle* zur Verfütterung gelangt sind. Es ist klar, daß derartige Fischmehle, wie alle in Zersetzung übergegangenen eiweißreichen Futterstoffe, giftig wirken. Mangelhafter Frischezustand, bzw. Verdorbenheit der Fischmehle kann durch verschiedene Ursachen eintreten. Zu hoher Wassergehalt, insbesondere in den wärmeren Jahreszeiten, gefährdet die Haltbarkeit stark und führt zur Vermehrung der Bakterien und Pilze und schließlich zum Verderb der Fischmehle. In zu feuchten Fischmehlen tritt häufig auch die Mehlmilbe auf. Von Milben befallene Fischmehle wirken gesundheitsschädlich und zwar umso mehr, je älter der Milbenbefall, kenntlich an viel Milbenkot und toten Milbenbestandteilen, ist. Schweineerkrankungen nach Verfütterung von milbenbefallenen Fischmehlen sind in den letzten Jahren wiederholt vorgekommen.

Über Schweineerkrankungen nach Verfütterung anscheinend normaler Fischmehle, d. h. über die sog. „*Fischmehlkrankheit des Schweines*" liegen in der Literatur nur ganz vereinzelt Mitteilungen und Untersuchungsergebnisse vor. WURST [40] z. B. beobachtete mehrere Jahre hindurch in einem Schweinezuchtbetrieb, besonders im Winter, Ferkelsterben in größtem Ausmaß. Im Alter von 3 Wochen traten Ruß, Magendarmkatarrh, Juckreiz und Jauchesaufen auf. Die Verluste betrugen 43—55%. Bei den verendeten Tieren wurden Veränderungen in der Leber, wie sie bei toxischer Leberdystrophie vorkommen, festgestellt. Bakteriologische, histologische und parasitologische Untersuchungen blieben ohne Befund. WURST machte sodann die Beobachtung, daß Ferkel, die an Hofleute abgegeben und dort viel extensiver gefüttert wurden, besser gediehen. Nachdem alle Heilmittel versagt hatten, wurde schließlich durch Fütterungsversuche ein Weg gefunden, die Ferkelverluste in den folgenden drei Jahren auf weniger als 20% zurückzudrängen. Der Fischmehlanteil war bei Saugferkeln auf 3%, bei Sauen auf 5% herabgesetzt worden. Erst im Alter von einem Vierteljahr erhielten und vertrugen die Mastläufer bis zu 12% Fischmehl; sie wuchsen dabei so gut, daß die etwas verminderten 12 Wochengewichte wieder ausgeglichen wurden.

WIRTH und DIRNHOFER [39] beschrieben die „Fischmehlkrankheit des Schweines" als ein räudeähnliches Ekzem, das bei Ferkeln und Mastläufern nach Fütterung von großen Mengen Fischmehl oder Blut- und Fleischmehl auftritt (Kleieausschlag, Juckreiz). Die Ursache dürfte nach den genannten Autoren im Unvermögen der Leber liegen, die großen Mengen von Eiweißabbauprodukten vom Darm her abzufangen und zu körpereigenem Eiweiß umzubauen. Die Fischmehl-Hautkrankheit heilte in zwei bis fünf Wochen ab, wenn das Fischmehl weggelassen und als Eiweißfutter Trockenhefe oder Magermilch gegeben und den Rationen außerdem Grünfutter, Heumehl, Rüben, Kartoffeln, Schlemmkreide (3% des Gesamtfutters) beigefügt wurden. MAYRHOFER [22] berichtet 1934 aus der Landw. Chem. Versuchsanstalt Wien, daß vielfach über Fischmehle geklagt wurde, die bei Schweinen Krankheiten, nässende Ekzeme u. ä. hervorgerufen hatten, deren Ursachen nicht befriedigend geklärt werden konnten.

LEONHARDT [16] beschreibt bei Schweinen und Rindern eine Fischmehlvergiftung, die er auf basische Fäulnisgifte im Fischmehl zurückführt. Bei gewissen Vergiftungen, die in Norwegen beim Vieh durch Heringsmehl festgestellt worden sind, soll es sich nach ISAACHSEN [9] um Ptomainvergiftungen gehandelt haben; er nimmt an, daß das Heringsmehl aus verdorbenen Rohstoffen hergestellt worden oder infolge zu hohen Wassergehaltes während der Aufbewahrung verdorben ist.

Bei manchen Schweineerkrankungen spricht das klinische Bild für eine Überfütterung des Organismus mit Eiweiß. Ein Ferkelbeifutter mit 18—20% Eiweiß ist ohne Zweifel gesundheitsschädlich. Zahlreiche Fütterungsversuche haben ergeben, daß ein Eiweißgehalt von 10—12% im Schweinefutter für das Wachstum ausreicht (BAUER [1]). Jedoch werden auch noch gegen derartig niedrige Eiweißgaben Bedenken geäußert. Man nimmt an, daß das richtige Verhältnis zwischen Basen und Säuren eine Störung erfährt (MICHALKA [23]).

Schließlich soll noch erwähnt werden, daß nach Fischmehlverfütterung auch schon Erkrankungen von Schweinen an Milzbrand beobachtet worden sind. Derartige Fischmehle waren jedoch immer mit unvorschriftsmäßig gewonnenem Kadavermehl, welches mit Milzbranderregern behaftet war, verfälscht (siehe BÜNGER, bei HONCAMP [8]).

II. Die Fischmehlkrankheit der Schweine in der Mastprüfungsanstalt Forchheim

1. Anfänglicher Verlauf der Erkrankungen und Art der Fütterung

In der Mastprüfungsanstalt Forchheim traten gegen Ende des Jahres 1950 schwere Erkrankungen der gesund eingestellten Mastläufer auf. Dabei wurden Kümmern, Entwicklungsrückgang, geringe oder keine Zunahme, Hautausschläge und schließlich auch Todesfälle beobachtet. Auch die weiterhin eingelieferten Schweine zeigten nach einiger Zeit die gleichen Störungen.

Zur Mastprüfung wird jeweils eine Gruppe von vier etwa 10 Wochen alten Ferkeln eingesandt, deren Gewicht 21 kg nicht unter- und 32 kg nicht überschreiten darf. Mit Mastbeginn erfolgt die Fütterung der Mastläufer einheitlich nach den für die Schweinemastprüfung aufgestellten Futternormen (siehe Tabelle 1). Die Prüfung gilt als beendet, wenn die Tiere einer Gruppe ein durchschnittliches Gewicht von 110 kg erreicht haben.

Tabelle 1. *Futternormen bei der Schweinemastprüfung*
(Mastbeginn am 92. Lebenstag)

Futtermischung	1. Mastabschnitt (bis 50 kg Lebendgewicht)		2. Mastabschnitt (50—70 kg Lebendgewicht)	3. Mastabschnitt (über 70 kg Lebendgewicht)
	entweder	oder		
Mais	30%	30%	30,5%	31,5%
Gerste	60%	56%	60 %	63 %
Luzernegrünmehl	1%	1%	1 %	1 %
Deutsches Fischmehl	5%	8%	5 %	3 %
Trockenhefe	3%	4%	3 %	2 %
Kreide	1%	1%	0,5%	0,5%
Trockenmagermilch	100 g	—	—	—

Da die infolge Erkrankung der Schweine eingetretenen Verluste und Schäden empfindlich waren, und die Zunahmen teilweise gänzlich ausblieben, führte das Tierhygienische Institut Freiburg nach Untersuchung der erkrankten Tiere und nach Ausschluß von Räude, Pest und Grippe eine Überprüfung der Futtersätze durch, als deren Ergebnis eine Erhöhung der Salz- und Kalkgaben sowie des Luzerneanteiles, eine Zufütterung von täglich 100 g Bierhefe 5 Tage lang zwecks Normalisierung der gestörten Darmflora, ferner eine Beifütterung einer Messerspitze Ferrosulfat (je Tier) in Gartenerde und außerdem ein Vigantol-Stoß empfohlen wurden. Trotz dieser Maßnahmen traten jedoch die Erkrankungen weiterhin auf.

2. Fütterungsversuch zwecks Feststellung der Wirkung des Dorschmehles im Vergleich zu der von Magermilchpulver

Der Verdacht, daß eines der verwendeten Futtermittel, in erster Linie das verfütterte Dorschmehl, die Schuld an den Erkrankungen der Schweine tragen könnte, gab Anlaß zu folgendem Fütterungsversuch: Eine Gruppe von 4

Schweinen erhielt als Eiweißfutter ausschließlich das verdächtige Dorschmehl, eine Gruppe von 4 weiteren Schweinen Magermilchpulver, eine dritte Gruppe kein tierisches Eiweiß. Bereits nach vier Tagen begann die Fischmehlgruppe zu kränkeln. Die ersten Krankheitszeichen waren Hautjucken und Durchfall. Die Krankheit verlief zunächst unter dem Bilde einer akuten Ernährungsstörung, in deren Verlauf die Schweine nahezu vollständig das Futter verweigerten, im Gewicht zurückgingen oder zumindest nicht zunahmen. Am siebenten Tage zeigten sich dann deutliche Krankheitssymptome, wie sie weiter unten näher beschrieben werden. Im Gegensatz dazu entwickelten sich die Tiere der Magermilchgruppe normal. Bei ihnen traten die Erkrankungen nicht auf. Tabelle 2 zeigt die Entwicklung von je 2 Versuchstieren der Dorschmehlgruppe im Vergleich zu denen der Magermilchgruppe. Nach dem Ausfall des Fütterungsversuches bestand kein Zweifel darüber, daß die Erkrankungen der Schweine in ursächlichem Zusammenhang mit dem verfütterten Dorschmehl standen.

Tabelle 2. *Unterschiedliche Entwicklung von je 2 Versuchsschweinen bei Dorschmehl- und Magermilchfütterung*

	Gewicht am 22. 12. 50 kg	Gewicht am 29. 12. 50 kg	+ Zunahme − Abnahme
Dorschmehlgruppe			
Ohr-Nr. 69	40 0	40,4	+ 0,4 kg
„ „ 70	44,5	44,5	—
Magermilchgruppe			
Ohr-Nr. 71	41,0	46,5	+ 5,5 kg
„ „ 72	50,5	56,0	+ 5,5 kg

3. Krankheitsverlauf und -Symptome

Bei den zur Mastleistungsprüfung herangezogenen Tieren zeigten sich meist schon drei bis vier Tage nach Mastbeginn *nässende Ekzeme*, zunächst an den Ohren und um die Augen, sodann an den Extremitäten und am Schwanz. Das übrige Haarkleid war rauh und schmutzig. Bei Tieren, die in diesem Stadium getötet wurden, fiel pathologisch-anatomisch vor allem die Zunge auf (Abb. 1). Deren Schleimhaut war dick gequollen, buchtig zerrissen, schmutzig rot gefärbt und auf Druck leicht abziehbar. Wangenschleimhaut, ebenso Schlund und Magen waren völlig unverändert. Am Darm bestand lediglich eine leichte Enteritis catarrhalis. Leber und Nieren waren unbedeutend geschwollen, mit bloßem Auge ohne besonderen Befund. Die übrigen Organe waren unverändert. Skorbutblutungen fehlten.

Entzog man den Tieren nach Ausbruch der geschilderten Krankheitserscheinungen das verdächtige Dorschmehl, so erholten sie sich nach einigen Tagen wieder etwas, begannen zu fressen und zeigten, wenn auch ganz langsam, wieder Gewichtszunahmen. Doch war ihre Entwicklung verzögert. Die Zungenveränderung klangen bei den meisten Tieren völlig ab, die Dyspepsie verschwand. Dagegen entwickelte sich aus dem akuten ein chronisches Ekzem, das sich teilweise über den ganzen Körper ausbreitete. Da sich Schmutz- und Kotteile mit den Hautwucherungen verbanden, erschienen die Tiere wie mit einem Panzer umgeben.

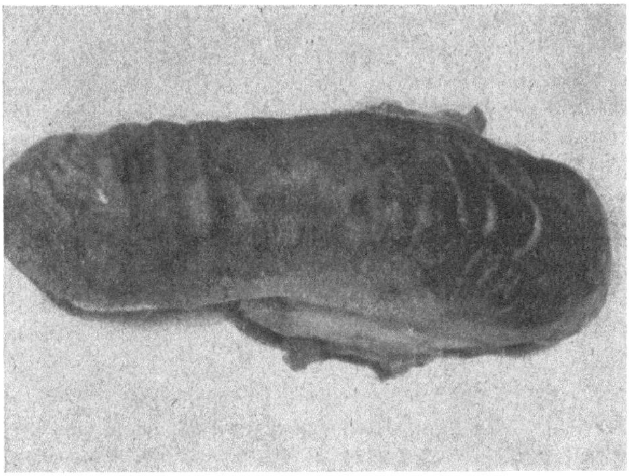

Abb. 1

Bei einem der Versuchstiere entwickelten sich diese Veränderungen innerhalb von zwei Monaten, obwohl das Tier, das 14 Tage lang das schädliche Dorschmehl erhalten hatte, nach Stallwechsel völlig verändert unter Viralgaben gefüttert und laufend mit Vitaminen B-Spritzen [Beflavin (Laktoflavin) und Benicot (Nikotinsäureamid)] behandelt wurde. Wurden solche Tiere getötet, so erschien die gebrühte Haut über und über mit etwa 2—3 mm langen Papillen besetzt. Bei einem Tier waren etwa zwei Drittel der gesamten Hautoberfläche derartig papillomatoseähnlich erkrankt.

Die histologische Untersuchung zeigte, daß es sich um das Bild des chronischen Ekzems handelt, das als Akanthosis bezeichnet wird. Je länger der Prozeß besteht, umso mehr erscheint die geamte Epidermis verdickt, bedingt durch eine Hyperplasie und Hypertrophie der Stachelzellen, bei welchen Mitosen nicht selten sind. Es liegt hierbei eine Verhornungsanomalie vor, die im Beginn als Parakeratose bezeichnet wird, deren Folge eine abnorm schnelle, einfache Verhornung ist, wodurch stäbchenförmige Zellkerne bis in die obersten Schichten des Epithels erhalten bleiben, ja manchmal sogar noch in dem mächtig verbreiterten Stratum lucidum und in von diesem abgestoßenen Schollen zu sehen sind (Abb. 2 und 3).

Aus der Hypertrophie des Epithels resultiert eine Einengung und Verschmälerung der Papillen, sodaß dünne, feine Zotten entstehen, die den Verdacht einer Papillenwucherung erwecken. Der Papillarkörper zeigt an einigen Stellen eine zellige Reaktion, vor allem mit Eosinophilen. Einzelne Eosinophile sind bis in die äußersten Schichten des Stratum granulosum ausgewandert.

Sehr ähnlich sind die Veränderungen der *Zunge* im akuten Krankheitszustand der Tiere. Hier tritt die Papillenbildung allerdings nicht auf. Die

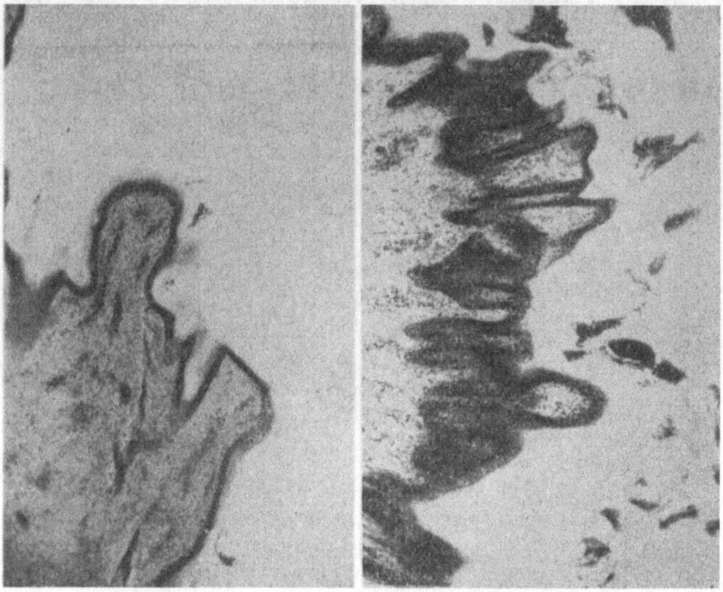

Abb. 2: Normale (links) und erkrankte Haut (rechts) bei gleicher Vergrößerung. (Unterschenkel) HE 63fach

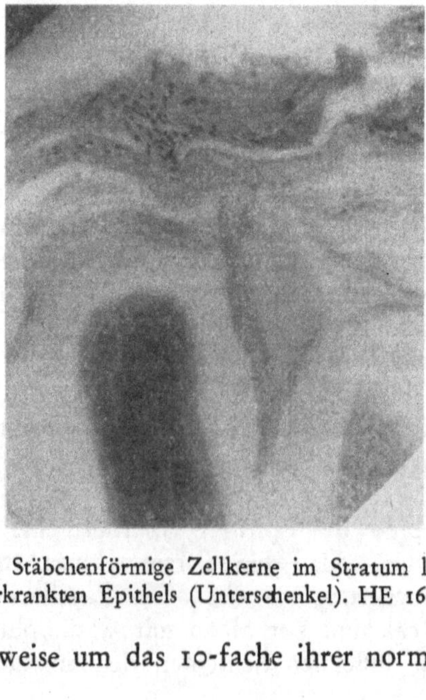

Abb. 3: Stäbchenförmige Zellkerne im Stratum lucidum des erkrankten Epithels (Unterschenkel). HE 160fach

Epithelschicht ist teilweise um das 10-fache ihrer normalen Dicke vermehrt (Abb. 4).

Es zeigt sich eine überstürzte, nicht zur Reifung führende Pflasterzellenbildung. Neben einem Oedem der Keimschichten sind besonders in die Augen fallend häufige Mitosen in der Stachelzellenschicht (Abb. 5) und das Erhaltenbleiben von Rundkernen bis in die äußersten Schichten des Pflasterrepithels (Abb. 6).

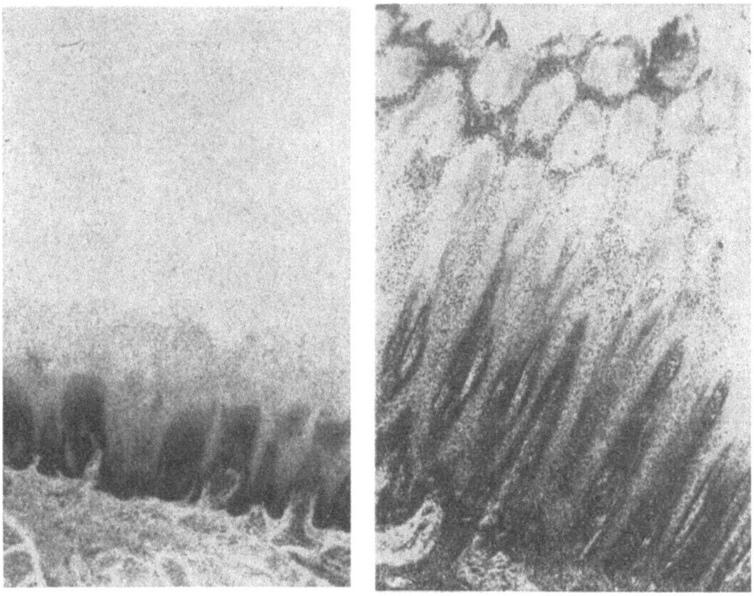

Abb. 4: Normale (links) und erkrankte (rechts) Zungenschleimhaut bei gleicher Vergrößerung. HE 63fach

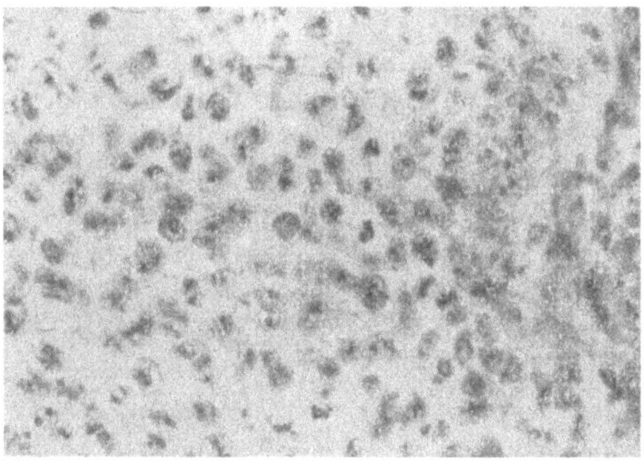

Abb. 5: Geschwulstähnliche Häufung von Zellteilungsformen in der Stachelzellenschicht der Zungenschleimhaut. v. Gieson 400fach

Der Prozess beginnt mit Austritt von Blut und Fibrin (WEIGERT'sche Fibrinfärbung) auf der Oberfläche der Schleimhaut. Durch Wucherung des Epithels werden diese Ausschwitzungen dann abgehoben und finden sich später als oberste Schicht auf dem verdickten Epithel. An einigen Stellen ist es in Falten der Schleimhaut durch Sekundärbakterien zu kleinen, entzündlichen Einschmelzungen gekommen; unter diesen Keimen fanden wir übrigens durch die bakteriologische Untersuchung keine Salmonellen und Nekrosebakterien, die

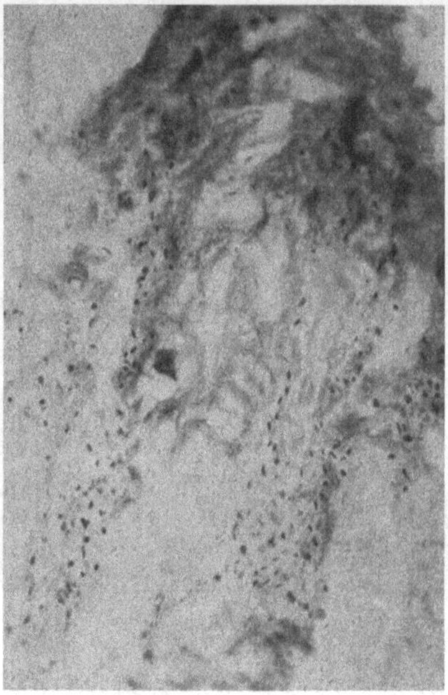

Abb. 6: Rundkerne in den äußersten Schichten des Zungenepithels.
HE 160fach

als Ursache makroskopisch ähnlich aussehender Zungenveränderugen schon beschrieben worden sind. Die nekrotischen Massen werden vom Keimepithel abgeschoben und abgestoßen. Wurde das schädliche Futter abgesetzt, so heilten die Zungenveränderungen völlig ab, oder gingen jedenfalls soweit zurück, daß die Tiere ihr Futter wieder normal aufnehmen konnten.

Die histologische Untersuchung der *Lebern* frühzeitig geschlachteter Tiere zeigte lediglich zentrolobuläre Stauungen mit mäßigen Leberzelldegenerationen und trüber Schwellung im Bereich der Läppchenmitte. Einige Schweine, die längere Zeit das schädliche Fischmehl erhalten hatten, dann aber einwandfrei gefüttert wurden, zeigten völlig normale Lebern; bei anderen Tieren dagegen fanden sich offenbar je nach Disposition (Wirkungskomplex, Faktorenkomplex) Lebern mit deutlicher Vergrößerung und Verhärtung, was sich histologisch als schwerer toxischer Leberschaden zu erkennen gab. Diese Veränderungen sind von COHRS [4] und NUSSHAG [24] ebenfalls nach der Aufnahme von Fischmehl beschrieben worden. NUSSHAG hat als Ursache der akuten gelben Leberatrophie neben Schweinepest auch Lebertran und Fischmehl angegeben. Doch hält er einen „Wirkungskomplex" für notwendig, um die Veränderungen auszulösen. Die gelegentlich beobachtete toxische Wirkung des Lebertranes bei Schweinen ist in einer Komponente der Fettsäurefraktion zu suchen (Mitt. WÖHLBIER). COHRS[4] führt zwei Fälle an, in denen toxische Leberdystrophie durch verschimmeltes und zersetztes Fischmehl verursacht war. Auch er spricht von einem Faktorenkomplex.

In unseren Fällen sind die Zentren der Leberläppchen großenteils völlig durch Bindegewebe ersetzt, von den Leberzellen nur noch die Randpartien erhalten (reparatorische Vorgänge). Auch das interlobuläre Bindegewebe ist geringgradig vermehrt. In manchen Läppchenzentren finden sich Blutungen, doch sind niemals dunkelrote Läppchen vorhanden. Das Bild der hier beobachteten Leberveränderungen war nie derart mosaikartig, wie es bei der toxischen Leberdystrophie nach Lebertranverfütterung von uns beobachtet wurde.

Im Gegensatz zu den Lebern, zeigen die *Nieren* der frühzeitig geschlachteten Tiere sehr schwere und eindrucksvolle Schädigungen. Zunächst fällt eine akute diffuse Glomerulonephritis mit Vergrößerung der Glomeruli und Wucherung der Kapillarendothelien auf. Manche Glomeruli sind außerordentlich zellenreich, ihre Schlingen teils mit Blut, teils mit geronnenem, serösem Exudat gefüllt. Stellenweise sind die Kapselräume fast nicht mehr zu sehen, oder sie sind mit einer zellfreien Exsudatmasse angefüllt. Einzelne Glomeruli zeigen Degenerationserscheinungen, die Zellgrenzen der Schlingenzellen sind nicht mehr zu erkennen, die Kerne noch leidlich erhalten. Im übrigen besteht eine starke Tubulo-Nephrose, in den Nierenkanälchen findet sich geronnenes Exsudat. Die Epithelien zeigen parenchymatöse Degeneration und ausgedehnte Desquamation. In der Umgebung einzelner größerer Gefäße findet man eine Infiltration von Rundzellen, doch spielen entzündlich-reaktive Prozesse im Bereiche des interstitiellen Gewebes nur eine ganz untergordnete Rolle. Es handelt sich demnach um eine schwere toxische Nierenschädigung. In den Fällen, bei denen die Tiere erst später geschlachtet wurden, tritt sie nicht mehr deutlich in Erscheinung.

Sonstige pathologisch-anatomische Veränderungen fanden sich nicht. Insbesondere war einschließlich der Wangenschleimhaut und der Speiseröhre der gesamte Magen- und Darmkanal frei von Erkrankungserscheinungen.

Einige Wochen, bevor diese Beobachtungen gemacht werden konnten, wurden vom Freiburger Schlachthof zwei Schweinehäute französicher Herkunft zur Untersuchung eingesandt, die beide über und über mit den oben beschriebenen Papillen besetzt waren. Die Veränderungen waren vor allem nach dem Brühen auffällig geworden. Bei diesen Erkrankungen, die makroskopisch zunächst als ausgedehnte Papillomatose gedeutet wurden, bis die histologische Untersuchung dann aber die oben beschriebenen Bilder zeigte, kann es sich möglicherweise ebenfalls um die sog. Fischmehlkrankheit gehandelt haben. Deratrige Veränderungen als Folge von Fischmehlvergiftung waren unseres Wissens bisher nicht bekannt.

Hyperkeratosen sind verschiedentlich in letzter Zeit, auch bei anderen Tierarten beobachtet worden. Über Hyperkeratose der Psalterpapillen des Rindes berichteten 1940 COHRS und SCHNEIDER[4a]. WAGENER[37] beschrieb

1951 eine nur bei Rindern in 10 Gehöften aufgetretene, bisher unbekannte Krankheit, der 150 Tiere zum Opfer fielen. Das Krankheitsbild bestand in einer eigenartigen Hyperkeratose der Haut mit warzenartigen Wucherungen und Erosionen auf der Zunge und Backenschleimhaut. An den befallenen Stellen wurden geringfügige Oberflächennekrose des Epithels und Umfangsvermehrung des Papillarkörpers bzw. der Unterhaut gefunden. Die Hyperkeratinisierung im stratum corneum betrug das 3—10fache des Normalen.

Durch Versuche ließ sich erweisen, daß das gleiche Krankheitsbild (Hyperkeratose) durch ein bestimmtes Holzschutzmittel wieder zu erzeugen war. Das in dem Holzschutzmittel enthaltene Gift, dessen chemische Zusammensetzung nicht geklärt werden konnte, ist offensichtlich flüchtig und wirkt sowohl durch Berührung und Fütterung, wie auch durch Einatmung auf die Tiere. Diesen Krankheitsbildern liegt einwandfrei eine über kürzere oder längere Zeit sich erstreckende Giftwirkung zu Grunde.

Nicht geklärt ist die in Amerika gehäuft und herdenweise auftretende, als X-Krankheit bezeichnete Hyperkeratose beim Rind. OLAFSEN und Mc ENTEE [25] beschrieben eine der X-Disease ähnliche Erkrankung bei Kälbern und Färsen, hervorgerufen durch Fütterung mit einer bestimmten Charge eines Handelsfuttermittels.

Eine vermutlich auch durch Fischmehl ausgelöste Erkrankung bei mehreren Schweinen in einem Mühlenbetrieb sei angefügt. Es verendeten zwei Schweine nach zweitägiger Krankheit, bei der die Tiere nach Angabe des Besitzers kein Wasser ließen, auf dem Boden lagen, keine Nahrung zu sich nahmen und stoßweise auf Kot preßten. Nervöse Erscheinungen wurden nicht gesehen. Die Sektion ergab bei beiden Tieren eine schwere Cystitis mit diphtheroiden Belägen auf der Blasenschleimhaut, die sich in die Harnröhre fortsetzten, sodaß diese völlig verschlossen war. In den Blasen fanden sich 3—4 Liter Harn. Die Nieren waren stark geschwollen, sehr hellbraun und brüchig. Die Brust- und Bauchhöhle enthielt seröse Flüssigkeit, bei einem Tier 15 Liter. An den übrigen Organen war kein auffälliger Befund. Die histologische Untersuchung ergab eine hochgradige interstitielle Nephritis mit stellenweise völliger Substitution des Nierenparenchyms durch junges Bindegewebe, schwere entzündliche Veränderungen der Harnblasenschleimhaut und schwere eitrige Entzündung der Prostata disseminata des Beckenstückes der Harnröhre. In den Lebern zeigten sich kleine zentrolobuläre degenerative Herdchen. Im Verlauf der Untersuchungen fanden wir 10 Tiere, die sich in genau der gleichen Weise, wie oben beschrieben, dauernd scheuerten. Die Erhebungen über die Fütterung ergaben folgendes: Die Schweine erhielten ein selbst zusammengestelltes Mischfutter, in dem 10 Teile Maggimehl vorhanden waren. Dieses Mischfutter war bereits $^3/_4$ Jahre verfüttert worden, ohne daß Krankheitserscheinungen aufgetreten waren. Nun wurde seit 4 Wochen auch Fischmehl zugegeben und zwar pro Tier und Tag 40 g. Etwa 14 Tage darauf waren die ersten Krankheitserscheinungen beobachtet worden.

Die Untersuchung einer Maggimehl- und einer Fischmehlprobe in Augustenberg ergab bei dem Fischmehl keine Beanstandungen. Die Probe „Maggifuttermehl" bestand in der Hauptsache aus einem Gemisch von Gerstenmehl bzw. -schrot und Hafermehl mit einem Kochsalzzusatz von 11,08%.

Nach Absetzen von beiden Futtermitteln trat bereits nach 2 Tagen Besserung und nach einigen weiteren Tagen völliges Schwinden des Juckreizes ein. Weitere Tiere verendeten nicht mehr. Je 2 Schweine wurden 14 Tage lang lediglich mit Maggimehl bzw. lediglich mit Fischmehl weitergefüttert. Auch bei diesen Tieren verschwanden die Krankheitserscheinungen. Wir schlossen aus diesem Befund, daß bei dem hohen Kochsalzgehalt des Futters die Krankheitserscheinungen durch das Hinzutreten von, wenn auch geringen Mengen, Fischmehl ausgelöst wurden. Jedenfalls müßte dieser Möglichkeit Beachtung geschenkt werden.

III. Die Untersuchung des verdächtigen Dorschmehles

Nach dem Ausfall der in der Mastprüfungsanstalt Forchheim durchgeführten Fütterungsversuche bestand kein Zweifel, daß die aufgetretenen Schweineerkrankungen in kausalem Zusammenhang mit der Verfütterung des verdächtigen Dorschmehles stehen. Es mußte angenommen werden, daß das Dorschmehl nicht von einwandfreier Beschaffenheit ist und irgendwelche Stoffe von hochtoxischer Wirkung enthält. Aus diesem Grunde wurden eine Probe des verdächtigen Dorschmehles und außerdem Proben von zwei anderen, in der fraglichen Zeit verfütterten Dorschmehlen von der Landw. Versuchs- und Forschungsanstalt Augustenberg chemisch, mikroskopisch und bakteriologisch nach den üblichen Methoden untersucht.

a) Herkunft der untersuchten Dorschmehle

Probe Nr. 1, das verdächtige Dorschmehl, war ein Produkt einer bekannten deutschen Fischmehlherstellerfirma. Gemäß der Deklaration auf dem Sackanhänger wurden bei der Lieferung im November 1950 folgende Gehalte garantiert: 60—80% Protein, 1—3% Salz, 1—3% Fett, 18—25% phosphorsaurer Kalk.

Probe Nr. 2 war ein Dorschmehl derselben Herstellerfirma wie Probe Nr. 1. Garantierte Gehalte wie bei Probe Nr. 1. Lieferung im Dezember 1950.

Probe Nr. 3 war ein Dorschmehl, das ohne Angabe über die Herstellerfirma und ohne Gehaltsgarantie geliefert wurde.

b) Ergebnis der chemischen Untersuchung

	Proben von Dorschmehl		
	Nr. 1 verdächtig	Nr. 2	Nr. 3
Rohprotein	57,8%	62,6%	61,0%
Rohfett	2,9%	9,0%	3,9%
Freie Fettsäure	0,4%	0,9%	0,7%
Freie Fettsäure im Rohfett	14,0%	10,1%	17,8%
Tricalciumphosphat	20,5%	16,9%	12,5%
Kochsalz	0,7%	1,4%	0,9%
Sand	2,0%	—	—
Ammoniak-N in 100 g	54,6 mg	106,4 mg	49,0 mg

Der *Rohproteingehalt* der drei Dorschmehle zeigt keine großen Unterschiede. Das verdächtige Dorschmehl, Probe Nr. 1, weist den geringsten Proteingehalt (57,8%) auf. Er erreicht nicht den für dampfgetrocknetes Dorschmehl geforderten und vom Hersteller garantierten Mindestgehalt von 60%. Der *Rohfettgehalt* der Probe Nr. 1 liegt an der Grenze des für ein dampfgetrocknetes Dorschmehl zulässigen Höchstgehaltes von 3%, ist jedoch noch als normal zu bezeichnen. Bei Probe Nr. 3 ist der Fettgehalt etwas zu hoch, bei Probe Nr. 2 viel zu hoch und deshalb zu beanstanden. Der Gehalt an *freier Fettsäure* überschreitet bei allen drei Dorschmehlen nicht den normalen Gehalt. Ferner ist bei diesen Dorschmehlen der Salzgehalt niedrig, der Gehalt an *phosphorsaurem Kalk* normal. Der Gehalt an Ammoniak-N liegt bei allen drei Dorschmehlen unter 0,2% und gibt zur Beanstandung keinen Anlaß. Überdies weist nicht die verdächtige Dorschmehl-Probe Nr. 1 den höchsten Gehalt an Ammoniak-N auf, sondern die Probe Nr. 2.

c) Ergebnis der mikroskopischen und bakteriologischen Untersuchung

Dorschmehl	Keimgehalt je g	
	Pilzkeime	Bakterien
Nr. 1 . . .	240	720 000
Nr. 2 . . .	250	315 000
Nr. 3 . . .	220	40 000

Probe Nr. 1, verdächtiges Dorschmehl: Ziemlich feines, helles, dampfgetrocknetes Dorschmehl. Geruch zwar etwas „rauchig" und nicht ganz typisch für normales Dorschmehl, jedoch noch kein Grund zur Beanstandung. Besteht überwiegend aus Dorschmehlbestandteilen, enthält vereinzelt auch Elemente von Fischen der Heringsfamilie sowie von Krebsen (Dekapoden). Sonst keine Fremdbestandteile. Mäßige Verunreinigung durch Sand. Kein Befall mit Milben oder anderen tierischen Schädlingen. Keimgehalt normal. Reinheit und Frischezustand nicht zu beanstanden.

Probe Nr. 2: Ziemlich feines, dampfgetrocknetes Dorschmehl von dunkelockergelber Farbe. Etwas scharfer, nicht ganz typischer Geruch. Besteht überwiegend aus Elementen von Dorsch, enthält daneben auch solche von Fischen der Heringsfamilie und sog. Weißfischen. Sonst keine Fremdbestandteile, wenig Sand, keine Milben oder sonstige tierische Schädlinge. Keimgehalt normal. Reinheit und Frischezustand nicht zu beanstanden.

Probe Nr. 3: Ziemlich feines, dampfgetrocknetes Dorschmehl von hellockergelber Farbe. Normaler Geruch. Besteht überwiegend aus Dorschbestandteilen, enthält auch einen bemerkenswerten Gehalt an Elementen von Fischen der Heringsfamilie. Sonst keine Fremdbestandteile, wenig Sand, keine Milben oder andere tierische Schädlinge, Keimgehalt nicht erhöht. Reinheit und Frischezustand nicht zu bemängeln.

Die Untersuchungen der *Landw. Versuchs- und Forschungsanstalt Augustenberg* haben somit keinerlei Anhaltspunkte für die Annahme erbracht, daß das verdächtige Dorschmehl ausgesprochen unterwertig oder verdorben ist oder giftig wirkende Stoffe enthält. Insbesondere hat sich mit Sicherheit ergeben, daß das Dorschmehl *nach* seiner Herstellung keine Veränderungen durch mikrobielle Vorgänge irgendwelcher Art (Verschimmelung, Bakterientätigkeit) erlitten oder andere Zersetzungen durchgemacht hat, bei denen giftig wirkende Umsetzungsprodukte entstehen.

Zu dem gleichen Ergebnis hat die Untersuchung des verdächtigen Dorschmehles durch die *Württembergische Landesversuchsanstalt für Landw. Chemie Stuttgart-Hohenheim* geführt: „Die mikroskopische Prüfung des Fischmehles, das Fischmehlvergiftung bei Schweinen zur Folge hatte, ergab keine Anhaltspunkte für eine schädliche Wirkung, auch der Kochsalzgehalt lag normal. Fütterungsversuche an Kaninchen blieben ohne schädliche Wirkung".

Das *Staatsinstitut für Angewandte Botanik Hamburg* fand in einer Probe des verdächtigen Dorschmehles in Übereinstimmung mit der Augustenberger Anstalt 2—3% Anteile von Krebstieren, jedoch sonst nichts von Belang.

Im *Tierhygienischen Institut Freiburg* durchgeführte Fütterungsversuche mit Kaninchen, Meerschweinchen, Ratten, Mäusen und Goldhamstern, wobei den Tieren teilweise längere Zeit ein Mischfutter vorgesetzt wurde, das bis zu 50% aus dem verdächtigen Dorschmehl bestand, verliefen ohne Ergebnis. Die Versuchstiere blieben gesund.

IV. Mögliche Ursachen der schädlichen Wirkung des Dorschmehles

Nachdem sich bei der Untersuchung des Dorschmehles, nach dessen Verfütterung die Schweineerkrankungen aufgetreten waren, keinerlei Anzeichen für eine Unterwertigkeit oder einen ungenügenden Frischzustand, bzw. eine Verdorbenheit ergeben hatten, erhob sich die Frage, durch welche anderen Ursachen, deren Feststellung mit Hilfe der üblichen Untersuchungsmethoden nicht möglich war, die schädliche Wirkung des Dorschmehles bedingt sein kann. Besteht die Möglichkeit, daß dampfgetrocknete Dorschmehle schon im Zeitpunkt ihrer Herstellung toxische Eigenschaften besitzen, und wodurch sind diese bedingt?

1. *Frischezustand des Ausgangsmaterials.* Im einschlägigen Schrifttum wird nachdrücklich darauf hingewiesen, daß zur Erzielung eines guten Fischmehles die zur Verarbeitung gelangenden Fische und Fischabfälle möglichst frisch sein müssen, und daß bei längerer Lagerung der Rohstoffe infolge Zersetzung des Eiweißes nicht nur Verluste an diesem Nährstoff eintreten, sondern auch giftige Abbau- und Umwandlungsprodukte entstehen. Siehe hierzu z. B. FRÖHNER [5], FRÖHNER und VÖLKER [6], LEWIN [17], LÜCKE [18].

Die Fische machen, bevor sie in den Fischmehlfabriken verarbeitet werden, oft einen weiten Transport und eine längere Lagerung durch. Schon hierbei unterliegen sie mehr oder minder großen Veränderungen, erleiden Einbußen an wertvollen Stoffen und verlieren an Frische. Um dies nach Möglichkeit zu verhindern, werden auch heute noch die Fische nicht selten unmittelbar nach dem Fang zum Zwecke der Konservierung eingesalzen. So sind z. B. die zur Dorschmehlherstellung dienenden Abfälle aus der Seelachsherstellung immer durch Kochsalz konserviert, das in manchen Fischmehlfabriken durch Wässern vor der Verarbeitung wieder herausgezogen wird. Es besteht kein Zweifel, daß bei langem Transport Fische, bzw. Fischabfälle trotz Kochsalzbehandlung mehr oder minder tiefgreifende stoffliche Veränderungen erleiden können.

Die Rohwaren, sowohl die ganzen Fische, als auch die Fischabfälle, werden von den Fischmehlfabriken, wenn irgendwie möglich, am Tage der Anlieferung oder am folgenden Tage verarbeitet. Es bestehen überdies veterinäre Überwachungsvorschriften, wonach das Material innerhalb von 24 Stunden von den Fischmehlfabriken verarbeitet sein muß. In Zeiten starker Anlandungen und wegen anderer Gründe kommt es allerdings vor, daß die Fische und Fischabfälle vor ihrer Verarbeitung doch mehr oder weniger lange Zeit gelagert werden müssen. Es ist sicher, daß in allen Fällen, in denen das Rohmaterial nicht sofort zur Verarbeitung gelangt, stoffliche Veränderungen eintreten, die sich auch dann nicht ganz vermeiden lassen, wenn das Material mit Kochsalz behandelt worden war. So kommt es immer wieder vor, daß nicht mehr frische oder mehr oder weniger verdorbene Fische bzw. Fischabfälle zu Fischmehl verarbeitet werden.

Die bei der Fischeiweiß-Zersetzung entstehenden giftigen Stoffe sind ihrer Natur nach teils noch Eiweißkörper (Toxalbumine) teils Basen, die sog. Kadaveralkaloide oder *Ptomaine* von sehr verschiedenartiger Natur (FRÖHNER [5,6], LEWIN [17]). Die meisten Fischvergiftungen sind nach SCHÖNBERG [30, 31] komplizierte Fäulnisintoxikationen, wobei Anfangs- und Mittelstadien der Fäulnis besonders gefährlich sind. Im Anfang der bakteriellen Zersetzung bilden sich in der Fischleber aus den Lipoiden giftige Cholinester wie Acetylcholin und Muscarin, die beim Fortschreiten der Fäulnis in das weniger giftige Cholin und Trimethylamin übergeführt werden. Die Fluoreszenten bauen nach SCHÖNBERG [31] das Fischeiweiß schnell ab, wobei giftige Amine, Neurin und Muscarin gebildet werden.

Die Frage, ob die bei der Zersetzung von Fischen auftretenden giftigen Umsetzungsprodukte durch den Fabrikationsprozeß bei der Fischmehlherstellung gänzlich zerstört und unschädlich werden oder teilweise ihre Giftigkeit behalten, ist u. W. nicht sicher geklärt. Nach Ansicht von SCHÖNBERG kann die Giftigkeit der Fischfäulnis durch Kochen und Sterilisation bei hohen Hitzegraden nicht sicher beseitigt werden. Inwieweit dies bei den heutigen Verfahren der Dorschmehl-Herstellung der Fall ist, und gegebenenfalls welche Stoffe ihre Giftigkeit beibehalten können, ist nicht bekannt. In diesem Zusammenhange ist von Interesse, daß die in der Literatur angegebenen, nach Verfütterung von Fischmehl aufgetretenen Schweineerkrankungen mehrfach auf die Wirkung von Ptomainen zurückgeführt worden sind. Die Frage, ob etwa derartige Gifte auch die Schweineerkrankungen in Forchheim verursacht haben können, muß offen gelassen werden.

2. *Giftige Fischarten und spezifische Fischgifte.* Es gibt verschiedene Arten von Giftfischen, die teils in besonderen Giftdrüsen, teils im Blute oder in den

Ovarien Gifte bilden. Nach FRÖHNER-VÖLKER[6] gehören zu den Fischen mit Giftdrüsen z. B. Drachenkopf (Synanceia brachio), Schriftbarsch (Serranus scriba), Petermännchen und Viperdrachen (Trachinus draco und vipera), Großmaul (Stomaias boa), Seeskorpion (Cottus scorpius und bubalis), Muräne (Muraena Helena), Meersau und Drachenkopf (Scorpaena porcus und scropha). Verschiedene in Japan vorkommende Arten der Gattung Kugelfisch (Tetrodon) enthalten in den Ovarien und Hoden namentlich zur Sommerzeit die brechdurchfallerzeugende Tetrodonsäure und das lähmende Tetrodonin. Das Gift des Drachenfisches wirkt haemolytisch. Hunde, an die man gifthaltige Teile der genannten Fische verfüttert hat, wurden krank. Nach WELLMANN[38] enthält das Blutserum von Flußwels, Flußaal, Zander, Barsch, Schleie, Karpfen und Regenbogenforelle für Menschen und Tiere giftig wirkende Substanzen, die jedoch nur injiziert, in Wunden oder auf Schleimhäuten Gift- bzw. Reizwirkungen hervorrufen. Hecht- und Barbenrogen ist ebenfalls giftig. Manche Autoren führen die Giftwirkung auf zu hohen Vitamingehalt zurück. Die Frage der spezifischen Fischgifte ist indessen noch nicht genügend geklärt. Ebensowenig ist bekannt, ob Gift enthaltende Fische bei der Herstellung von Dorschmehlen und anderen Fischmehlen gelegentlich mitverarbeitet werden, und ob die daraus gewonnenen Fischmehle die Giftstoffe noch enthalten.

3. *Giftige Extraktionsmittel.* Es muß ferner daran gedacht werden, daß Fischmehle auch durch die in ihnen enthaltenen Reste giftiger Extraktionsmittel (z. B. Trichloräthylen) u. U. schädlich wirken können. In manchen Fischmehlfabriken wird auch heute noch gelegentlich das Fischöl durch Extraktion mit Fettlösungsmitteln entfernt. Es entzieht sich allerdings unserer Kenntnis, ob giftige Extraktionsmittel wie Trichloräthylen verwendet werden. Von Interesse ist in diesem Zusammenhang, daß die Verfütterung von mit Trichloäthylen entfetteten Baumwollsaatmehlen, die noch Reste dieses Lösungsmittels enthielten, zu schweren Erkrankungen von Kühen, teilweise mit tödlichem Ausgang, geführt hat.

4. *Giftige Konservierungsmittel.* Auch die Frage, ob giftig wirkende Konservierungsmittel in Fischmehlen enthalten sein können, ist zu erörtern. Es ist uns allerdings nicht bekannt, ob zum Zwecke der Frischhaltung der Rohmaterialien außer Kochsalz auch andere Konservierungsmittel verwendet werden, und inwieweit Fischmehle, deren Frischezustand aus irgend einem Grunde gelitten hat, zwecks Verhinderung eines fortschreitenden Verderbs mitunter eine Behandlung mit Konservierungsmitteln erfahren. Einer uns zugegangenen, jedoch noch nicht bestätigten Mitteilung zufolge sollen im Frischezustand nicht mehr einwandfreie Garnelenmehle gelegentlich mit Borsäure konserviert werden.

5. *Gehalt an giftig wirkenden Krebstierbestandteilen.* Die Verfütterung von Garnelen- bzw. Krebstiermehlen soll vereinzelt schon Vergiftungen von Schweinen hervorgerufen haben. Bei dem Giftstoff soll es sich um gewisse in den Garnelenschalen enthaltene Glukoside handeln. Da das verdächtige Dorschmehl, wie weiter oben erwähnt, Krebstierbestandteile enthielt, kann

als mögliche Ursache der Schweineerkrankungen auch eine schädliche Wirkung der Krebstierbestandteile in Betracht gezogen werden. Besondere Versuche, auf die weiter unten noch eingegangen wird, haben jedoch gezeigt, daß bei der Verfütterung von Garnelenmehl an die Schweine der Mastprüfungsanstalt Forchheim nachteilige Wirkungen nicht aufgetreten sind.

6. *Vitaminmangel.* Wenn auch das rasche Auftreten der Krankheitserscheinungen, wie die verschiedene Herkunft der Schweine bei Verfütterung des schädigenden Dorschmehles zunächst nicht dafür spricht, daß Vitaminmängel die Erkrankungen ausgelöst haben, so muß diese Frage doch erörtert werden. Bekannt ist, daß Vitamin-A-Mangel beim Schwein Jucken erzeugt und daß B-Komplex-Mängel Haut- und Haarveränderungen hervorrufen (BAUER [2]).

a) *Vitamin A-Avitaminose bzw. Hypovitaminose* ist, wie SCHOOP [32] mitteilt, beim lebenden Ferkel durch Zottenbildung am Zungenrand zu erkennen. Auf die mögliche Bedeutung des Vitamin-Stoffwechsels bei Hyperkeratosen haben SCHÖNBERG und ÄHNELT [37] hingewiesen. Avitaminosen können gelegentlich das Bild toxischer Zustände hervorrufen.

b) Für die Frage, ob eine *B_1-Avitaminose* vorliegt, sind die Feststellungen von Interesse, welche die amerikanischen Forscher GREEN und EVANS [7] bei ihren Untersuchungen zur Klärung der Chastek-Paralyse bei Silberfüchsen gemacht haben. Die Entstehung der B_1-Avitaminose bei der Chastek-Paralyse war lange rätselhaft geblieben, da sich das Futter der Silberfüchse nicht als arm an Vitamin B_1 erwiesen hatte.

GREEN und EVANS stellten dann überraschend fest, daß die B_1-Avitaminose der Chastek-Paralyse nach Verfütterung von gewissen Fischen in rohem Zustande entsteht, und daß diese Fische (Karpfen) ein Vitamin B_1 zerstörendes Agens enthalten. Wird den Silberfüchsen ein Futter verabreicht, in dem mehr als 10% rohe, den Chastek-Paralyse-Faktor enthaltende Fische vorkommen, so entsteht eine weitgehende Zerstörung des Vitamins B_1, und es treten Beri-Beri-artige Symptome auf, die sich durch Zugabe von Vitamin B_1 zum Futter verhindern lassen. Die Chastek-Paralyse ist demnach wohl eine B_1-Avitaminose, welche jedoch nicht durch primär mangelhafte Zufuhr von Vitamin B_1, sondern durch Verfütterung einer Vitamin B_1 zerstörenden Substanz ausgelöst wird. Durch diese Substanz, bei der es sich um eine als Avidin bezeichnete Fraktion des rohen Eiweißes von Fischfleisch handelt, wird das Biotin unlöslich gebunden.

Um zu prüfen, ob als Ursache der in der Mastprüfungsanstalt aufgetretenen Schweineerkrankungen Biotin-Mangel in Frage kommt, wurden mit 4 gleich alten Läuferschweinen (Gewicht 30—50 kg) die folgenden Füterungsversuche durchgeführt: Zwei Schweine, Gruppe A, wurden mit der oben angegebenen Mastfuttermischung gefüttert, der als Eiweißfutter zunächst 5%, später bis zu 20% des schädlichen Dorschmehles beigemischt wurden. Die beiden anderen Schweine (Kontrolltiere), Gruppe B, erhielten das gleiche Mastfutter, an Stelle von Dorschmehl jedoch 5% Garnelenmehl als Eiweißfutter. Ein Tier der Gruppe A bekam mit Versuchsbeginn täglich 1 Ampulle Biotin „La Roche" (1 ccm einer 5%igen Lösung) und jeden dritten Tag 2 Dragées B-Vitamin-Komplex „La Roche“[1]. Beide Tiere der Gruppe A zeigten bereits nach 5 Tagen starkes Jucken und Scheuern, Schlagen der Beine gegen den Leib und Kratzen mit den Hinterbeinen im Bereich der Ellenbogen. Nach 10 Tagen ließen diese Erscheinungen wieder etwas nach, worauf die Fischmehlgabe auf das Vierfache (20%) gesteigert wurde. Danach trat wiederum starkes Hautjucken auf, ohne daß es jedoch zu nässenden Ekzemen kam. Die Blutuntersuchung bei den Versuchsschweinen der Gruppe A am 10. Tage nach Versuchsbeginn ergab einen Abfall der Leukozyten von 14 000 auf 10 700 bzw. 7 800 bei gleichbleibenden Erythrozytenwerten und gleichem Haemoglobingehalt. 10 Tage nach Versuchsbeendigung waren die Leukozytenwerte wieder normal. Durch die Blutsenkung konnten keine Anhaltspunkte gewonnen werden, da sich auch bei der Untersuchung einer Anzahl gesunder Schweine erhebliche Schwankungen der Senkungs-Werte ergaben. Die beiden Kontrolltiere der Gruppe B zeigten keinerlei Hautaffektionen, ihre Blutwerte blieben konstant. Die Gewichtszunahmen waren bei allen 4 Schweinen nahezu gleich.

Auf Grund der Ergebnisse des Fütterungsversuches dürfte Biotinmangel des schädlichen Dorschmehles oder Biotinbindung als Ursache der Schweineerkrankungen in F. nicht in Betracht kommen. Die Tatsache, daß bei beiden Versuchstieren durch das Dorschmehl zwar Juckreiz, nicht jedoch die anfänglich bei den Schweinen aufgetretenen Ekzeme ausgelöst wurden, kann dadurch erklärt werden, daß möglicherweise die Toxizität des Dorschmehles durch die lange Lagerung (9 Monate nach Lieferung) nachgelassen hatte, wenn man nicht andere Umstände (Art der Versuchsanordnung, Wechsel der Futterstoffe, andere Jahreszeit) dafür verantwortlich machen will. Die Versuche haben auch gezeigt, daß das an die Kontrolltiere verfütterte Garnelenmehl keine schädlichen Wirkungen hervorgerufen hat.

c) *C-Avitaminose* bei Schweinen verursachte nach MICHALKA [23] u. a. Zungenveränderungen, die Ähnlichkeit mit dem Zungenbefund der von uns beobachteten Schweine aufwiesen und zwar Veränderungen in Form einer chronischen, zuweilen bis auf die Pharynxschleimhaut sich ausbreitenden Stomatitis. Diese beginnt am Zungenrücken mit Verdickung und trockener, grautrüber, glanzloser Beschaffenheit des Epithels. Der Vorgang dehnt sich häufig auf die ganze Zungenoberfläche, später auch auf die Zungenränder und -unterfläche aus. Gegenüber den normalen Zungenteilen ist der Prozeß scharf abgegrenzt, gelegentlich erfolgt eine Abstoßung von Epithelbezirken.

Es soll noch erwähnt werden, daß LANGER [13] eine Hyperkeratose beim Kalb als Polyavitaminose klärte.

7. Überempfindlichkeit bestimmter Schweinestämme gegenüber artfremdem Fischeiweiß. Bei der Erörterung der Ursachen, die den Schweineerkrankungen in der Mastprüfungsanstalt F. möglicherweise zugrunde liegen, drängt sich noch die Frage auf, ob es sich nicht etwa um eine Eiweißintoxikation handeln könne. Es ist durchaus möglich, daß das artfremde Eiweiß, das durch Ver-

[1] Für die freundliche Überlassung der Präparate danken wir auch an dieser Stelle der Fa. Hoffmann — La Roche, Grenzach, verbindlichst.

fütterung von Fischmehlen bestimmter Beschaffenheit von den Schweinen aufgenommen wird, bei diesen Hauterkrankungen, ähnlich gewissen beim Menschen auftretenden Krankheitserscheinungen, hervorruft, von denen die bekannteste die Urticaria ist. Dabei ist die Annahme nicht ohne weiteres von der Hand zu weisen, daß nur bestimmte Schweinestämme gegenüber dem artfremden Eiweiß empfindlich sind. (Allergiedisposition). Wir wissen, daß z. B. bei der sog. toxischen Leberdystrophie die Disposition der verschiedenen Schweinestämme eine ausschlaggebende Rolle spielt. Auch ist es möglich, daß es zu derartigen chronisch verlaufenden Erkrankungen der Haut und der Mundschleimhäute, wie sie bei den Schweinen in der Mastprüfungsanstalt Forchheim beobachtet wurden, nur dann kommt, wenn das Darmepithel der Tiere durch irgendwelche Ursachen (z. B. Darmkatarrh) geschädigt war.

8. *Mangel an essentiellen Aminosäuren.* Der Vollständigkeit halber ist noch zu erwähnen, daß die Schweineerkrankungen auch auf einen Mangel an bestimmten essentiellen Aminosäuren beruhen können, sodaß u. U. eine Eiweißanalyse Aufschluß zu geben vermag.

V. Die bisher üblichen Untersuchungsmethoden für die Qualitätsbeurteilung der Fischmehle

Über die Untersuchungsmethoden, die für die Beurteilung der Qualität der Fischmehle in Frage kommen, haben MACH und CLAUS [20] im Jahr 1935 zusammenfassend berichtet. Siehe hierzu auch KUMMER [12]. Seit dieser Zeit wurden in der Methodik der Qualitätsprüfung der Fischmehle keine wesentlichen Fortschritte erzielt. Die folgende Übersicht zeigt, welche Stoffe und Wertmerkmale bei Fischmehlen heute im allgemeinen untersucht und welche Methoden hierfür angewendet werden.

A. *Ermittlung der wertbestimmenden Bestandteile durch die chemische Analyse.*

1. Eiweiß (Rohprotein, verdauliches Rohprotein, Reineiweiß),
2. Fett,
3. Phosphorsaurer Kalk (Tricalciumphosphat),
4. Kochsalz
5. Sand,
6. Wasser.

B. *Prüfung auf Echtheit und Reinheit,* d. h. Feststellung der Fischmehl-Art sowie Ermittlung des Gehaltes an natürlichen, zufälligen, absichtlichen (Verfälschungen) Beimengungen, insbesondere auch an solchen schädlicher Art. Die Prüfung erfolgt durch:

1. Makroskopische Untersuchung,
2. Mikroskopische Untersuchung,
3. Spezielle chemische Untersuchungen.

C. Prüfung auf Frischezustand bzw. Verdorbenheit durch:

1. Sinnenprüfung, Geruchsprüfung (auf Ammoniak, Trimethylamin, Schwefelwasserstoff usw).
2. Mikroskopische Prüfung auf Schimmelpilze, Bakterien, Milben und andere tierische Schädlinge (aasbewohnende Insekten u. a.).
3. Mikrobiologische Untersuchung auf Mikroorganismen (Bakterien, Schimmelpilze).
4. Chemische Untersuchungen zur Ermittlung von

a) Wasser	d) Ammoniak
b) Freie Fettsäure	e) Schwefelwasserstoff
c) Säuregrad	f) Verschiedene Stoffe.

Zu A. Die chemische Untersuchung der Fischmehle erstreckt sich in der Hauptsache auf die Ermittlung derjenigen *wertbestimmenden Bestandteile*, deren Angabe beim Inverkehrbringen von Fischmehl auf Grund der Bestimmungen des Futtermittelgesetzes (FMG) vorgeschrieben oder im Handel üblich ist: Rohprotein, gelegentlich auch verdauliches Rohprotein und Reineiweiß, ferner Fett, phosphorsaurer Kalk, Kochsalz und Sand, in besonderen Fällen auch Wasser. Über diese Gehaltsbestimmungen hinaus sind in Fischmehlen gelegentlich auch die Gehalte an einzelnen mineralischen Bestandteilen, sowie an Lezithin, Vitaminen und anderen Wirkstoffen ermittelt worden. Spezialuntersuchungen über die Zusammensetzung der Eiweißstoffe (Aminosäuren) und Fette der Fischmehle liegen nur spärlich vor.

In letzter Zeit wurde wiederholt darauf hingewiesen, daß die heute üblichen Untersuchungsmethoden zur Ermittlung der Qualität und des Futterwertes der Fischmehle nicht mehr ausreichen. Nach SPERLING [35] erscheint es wichtig, „neue Wertmale aufzufinden und festzulegen, die den Wert des Fischmehles eindeutig auch hinsichtlich der Eiweißqualität und des Wirkstoffgehaltes zu definieren gestatten". SPERLING schlägt vor, zur Charakterisierung des Eiweißes und Kennzeichnung der Mengen wasserlöslicher Wirkstoffe auch die von norwegischen Forschern empfohlene Bestimmung des wasserlöslichen N-Anteiles im Rohprotein vorzunehmen. Er hält es weiterhin für möglich, daß die Höhe der Differenz zwischen dem auf gewöhnliche Weise und dem nach Salzsäureaufschluß bestimmten Fettgehalt u. U. Anhaltspunkte für die Art des Herstellungsverfahrens und damit für die Verdaulichkeit des Eiweißes und die Erhaltung der Wirkstoffe ergibt. Es wird in Zukunft auch notwendig sein, den Gehalt an den Vitaminen A, D und des B-Komplexes, vor allem an Vitamin B_{12} in den nach sehr unterschiedlichen Verfahren hergestellten Fischmehlen zu bestimmen, um deren Wert auch in dieser Hinsicht kennen zu lernen.

Zu B. Der *Prüfung der Fischmehle auf Echtheit und Reinheit* kommt von jeher große Bedeutung zu. Hierfür dient in erster Linie die *mikroskopische Untersuchung*. Für diese bestehen jedoch im Gegensatz zu den für die Ermittlung der wertbestimmenden Bestandteile verwendeten chemischen Untersuchungsmethoden noch keine so festumrissenen, zuverlässigen und allgemein anwendbaren Methoden. Dies hängt damit zusammen, daß die Möglichkeiten für Verunreinigungen und Verfälschungen der Fischmehle sehr zahlreich sind, und daß infolgedessen die Art ihrer Feststellung häufig wechseln muß. Eine einwandfreie mikroskopische Untersuchung und eine darauf beruhende sichere Beurteilung der Fischmehle setzt, wie wohl auf kaum einem anderen Gebiet, gute Spezialkenntnisse und große Erfahrungen des Futtermittelmikroskopikers voraus. Es gibt nur wenige Untersuchungsanstalten, die über Spezialisten auf diesem Gebiet verfügen.

Bei der *Echtheits- und Reinheitsprüfung* soll u. a. festgestellt werden, welche Art von Fischmehl (Heringsmehl, Dorschmehl, Fischmehl) gemäß den Ausführungsbestimmungen des FMG vorliegt. Nachdem sich in der Praxis die Unterscheidung zwischen Heringsmehl und Fischmehl als ziemlich bedeutungslos erwiesen hat, wird zu prüfen sein, ob diese Unterscheidung und damit auch die gemäß FMG erforderliche Benennungspflicht in Zukunft nicht fallen gelassen werden kann. Hinzu kommt, daß es auf Grund der mikroskopischen Untersuchung oft sehr schwierig ist, einwandfrei festzustellen, ob ein Produkt gemäß FMG als Heringsmehl oder Fischmehl zu gelten hat. Grundlegende Unterschiede im Futterwert dieser beiden Fischmehlarten bestehen nicht, wenn man von den neuerdings hergestellten Heringsvollmehlen absieht, die auch die wertvollen Komponenten des „Leimwassers“ enthalten.

Von großer Bedeutung ist die Reinheitsprüfung zur Feststellung von *Fremdbestandteilen* und *Verunreinigungen.* Dabei soll zunächst der Besatz mit sog. *Beifang* (Muschelschalen, Krebstiere, Seesterne, Seetang und anderen Meerespflanzen) ermittelt werden. Je nach dem mikroskopischen Befund empfiehlt es sich, den Gehalt an kohlensaurem Kalk, Chitin oder Rohfaser chemisch zu ermitteln. Wegen des in den Gräten der Fischmehle mehr oder weniger reichlich vorhandenen *Calciumcarbonates* läßt sich aus der ermittelten Kohlensäure nicht ohne weiteres der Gehalt an Krebstieren, Seesternen, Muschelschalen usw. ableiten, worauf schon MACH und CLAUS [20] hingewiesen haben. Da indessen reine Fischmehle selten mehr als 2% Calciumcarbonat enthalten, vermag ein erheblicher Mehrgehalt an letzterem doch ziemlich gute Anhaltspunkte für den Gehalt an den genannten Beifang-Elementen zu geben. Auch die Bestimmung des in größeren Mengen in Krebstieren und anderen Meeresbewohnern enthaltenen *Chitins* kann zur angenäherten Ermittlung des Gehaltes an diesen Beimengungen dienen. Die Chitinbestimmung erfolgt dabei im Rahmen der *Rohfaserbestimmung.* Letztere ergibt, da reine Fischmehle keine Rohfaser enthalten, Anhaltspunkte für den Besatz mit Tang und anderen Meerespflanzen und ferner für eine etwaige Verfälschung mit Tierkörpermehl, das fast immer Pflanzenreste enthält. Beimengungen von Tierkörpermehl lassen sich jedoch ebenso wie solche von anderen Säugetierbestandteilen (Walmehl, Knochenschrot) und sonstigen Fremdstoffen einfach und sicher mikroskopisch nachweisen. Ebenso leicht läßt sich Sand bei der mikroskopischen Untersuchung feststellen, an die sich fallweise eine chemische Bestimmung des Sandgehaltes anzuschließen hat. Auch andere Verunreinigungen, wie z. B. solche durch Milben und sonstige tierische Organismen und deren Exkremente, ferner Schimmelpilzbefall, erhöhter Bakteriengehalt werden bei der mikroskopischen Reinheitsprüfung nachgewiesen. Dabei ergeben sich gleichzeitig auch Anhaltspunkte für den Frischezustand der Fischmehle. Mangelhafte Reinheit läßt sich in manchen Fällen auch durch eine Geruchsprüfung erkennen, so z. B. die Beimischung von Walmehl oder Tierkörpermehl.

Zu C. Bei der *Prüfung auf Frischezustand bzw. Verdorbenheit* macht sich die Unzulänglichkeit der zur Verfügung stehenden Untersuchungsmethoden noch stärker bemerkbar als bei der mikroskopischen Reinheitsprüfung. Dies hängt vor allem damit zusammen, daß ein ungenügender Frischezustand nicht immer eindeutig zu charakterisieren ist und daß man häufig auf persönliche Erfahrungen und subjektive Sinneseindrücke angewiesen ist. Es mangelt an Untersuchungsmethoden, die für alle Fälle ausreichen. Siehe auch KUMMER [12].

Die *Geruchsprüfung* gibt mitunter wertvolle Anhaltspunkte für die Beurteilung des Frischezustandes, da bakterielle Zersetzung, Verpilzung und auch Milbenbefall oft schon im Anfangsstadium dem Fischmehl einen charakteristischen Geruch verleihen. Es ist zweckmäßig, den Geruch des Fischmehles insbesondere nach vorherigem Anrühren mit heißem Wasser festzustellen. Durch Ansäuren des mit Wasser angerührten Fischmehles mit Phosphorsäure macht sich ein etwa vorhandener Gehalt an Schwefelwasserstoff bemerkbar. Durch Versetzen des Fischmehles mit Lauge läßt sich ein erhöhter Gehalt an Ammoniak und Trimethylamin feststellen. Von dem Ergebnis der Geruchsprüfung, die nur als Vorprüfung zu bewerten ist, hängt es oft ab, welche quantitativ chemischen Bestimmungen durchzuführen sind.

Die *mikroskopische Untersuchung* auf Reinheit ergibt meist auch wertvolle Anhaltspunkte für den Frischezustand. So kann aus dem Grad der Verpilzung oder des Befalles mit Milben und anderen tierischen Organismen, vor allem auch mit aasbewohnenden Insekten (Schinkenkäfer u. a.) der Frischezustand eines Fischmehles oft mit genügender Sicherheit beurteilt werden. Alter Milbenbefall, erkennbar an dem reichlichen Vorhandensein von toten Milben, Milbenexkrementen und -eiern, ist als besonders gefährlich anzusehen.

Eine *bakteriologische Untersuchung auf Mikroorganismen* ist für die Beurteilung des Frischezustandes mitunter unerläßlich. Ungenügender Frischezustand ist meist durch eine stärkere Entwicklung von Bakterien und Pilzen bedingt. Im Frischezustand einwandfreie Fischmehle, Heringsmehle und dampfgetrockene Dorschmehle enthalten im allgemeinen nicht mehr als 0,5 bis 2 Millionen lebende *Bakterien* je Gramm. Produkte mit einem Bakteriengehalt von mehr als 10 Millionen je Gramm sind fast immer mindestens als verdächtig anzusehen. Bei verdorbenen Fischmehlen werden bedeutend höhere Bakteriengehalte, mitunter solche von mehr als 1 Milliarde Keimen je Gramm festgestellt. Bei luftgetrockneten Dorschmehlen liegen die normalen Bakteriengehalte entsprechend der Gewinnungsweise höher als bei den dampfgetrockneten Fischmehlen und betragen im Mittel etwa 10 Millionen je Gramm, wenngleich die Keimzahlen guter Qualitäten von luftgetrocknetem Dorschmehl oft weit unter dieser Größe bleiben. In verdorbenen luftgetrockneten Dorschmehlen wurden dagegen über 1 Milliarde Keime je Gramm gezählt. Die Zahl der *Pilzkeime* steigt und fällt durchaus nicht parallel dem Bakteriengehalt. In guten Fischmehlen fanden sich meist weniger als 5000, oft weniger als 250 Pilzsporen je Gramm. Verdächtige und verdorbene Fischmehle enthalten jedoch bis zu 100 000 Pilzkeime je Gramm. Siehe hierzu MACH und CLAUS [20], KUMMER [12], MAYRHOFER [22].

Bei der Auswertung der ermittelten Keimzahlen müssen immer Ausgangsmaterial und Verarbeitungsweise der Produkte berücksichtigt werden. Auch ist zu beachten, daß die Keimzählung nur einen der Faktoren darstellt, die für die Beurteilung des Frischezustandes in Frage kommen. Die Keimzählung gibt nicht immer eine eindeutige Auskunft über den Frischezustand bzw. den Grad der Verdorbenheit. Es sind Fälle vorgekommen, wo Fischmehle, deren Verfütterung starke Gesundheitsstörungen bei den Tieren bewirkt hatte, relativ niedrige Keimzahlen (2—3 Millionen Bakterien je Gramm) aufwiesen, und wiederum Fälle, wo Fischmehle mit erhöhten Keimzahlen (10 Millionen Bakterien je Gramm) keine nachteiligen Wirkungen zeitigten. Wenn z. B. ein offensichtlich verdorbenes Dorschmehl nur 1,7 Millionen lebende Bakterien und 2500 Pilzsporen je Gramm — wahrscheinlich infolge starker Erhitzung — enthielt, so ist es trotzdem auf Grund der übrigen negativen Befunde zu beanstanden. Das Gleiche gilt auch für Fischmehle, die schon einmal verdorben waren, und die man durch nachträgliches Erhitzen oder andere Nachbehandlungen zu restaurieren versucht hat. Die Keimgehaltsbestimmung stellt zwar ein wertvolles Hilfsmittel für die Beurteilung des Frischezustandes von Fischmehlen dar, ihr Ergebnis kann jedoch nur in Verbindung mit den übrigen Befunden verwertet werden. Über die in Fischmehlen auftretenden Arten von Mikroorganismen, deren Kenntnis in speziellen Fällen besonders wichtig wäre, stehen systematische Untersuchungen noch aus.

Der *Wassergehalt* der Fischmehle ist u. U. ein wichtiges Kriterium für die Beurteilung des Frischezustandes. Haltbarkeit und Lagerfestigkeit der Fischmehle hängen in hohem Maße von der Höhe des Wassergehaltes ab. Ein über 12% liegender Wassergehalt gefährdet die Haltbarkeit stark und kann nicht mehr als unbedenklich gelten, sofern nicht in manchen Fällen bereits eine Beanstandung wegen beginnender oder vorgeschrittener Zersetzung gerechtfertigt erscheint. Ein Wassergehalt von 13 bis 14% läßt in der wärmeren Jahreszeit eine Zersetzung aufkommen, die in wenigen Wochen das Fischmehl als Futtermehl unbrauchbar machen kann. Gesunde und bakterienarme Ware kann auch bei einem Wassergehalt von mehr als 12% längere Zeit frisch erhalten bleiben.

Der *Gehalt an freier Fettsäure* gibt bei Fischmehlen keinen brauchbaren Anhaltspunkt für die Beurteilung des Frischezustandes (MACH und CLAUS [20]). Da das Fett der Fischmehle je nach dem Herstellungsverfahren mehr oder weniger gespalten ist, führt der Säuregrad des Fettes zu falschen Schlüssen. Es kann somit auch die Frage, welcher Gehalt an freier Fettsäure als Grenze anzusehen ist, nicht eindeutig beantwortet werden. Eine Ranzigkeit läßt sich bei Fischmehlen eher durch den Geruch des extrahierten Fettes als durch die Bestimmung der freien Fettsäuren ermitteln. Die von MAYRHOFER [22] angegebene Methode der Aziditätsbestimmung, die nach ihm eine einigermaßen verläßliche Beurteilung der Frische und Bekömmlichkeit der Fischmehle ermöglicht, bedarf noch der Nachprüfung.

Der *Gehalt an Ammoniak* gestattet in manchen Fällen ein Urteil über den Grad der eingetretenen Zersetzung der Eiweißstoffe. Erhöhter Ammoniakgehalt der Fischmehle weist auf eine Herstellung aus bereits in Verwesung übergegangenem Rohmaterial oder auf einen nachträglichen Verderb des Fertigproduktes hin. Ein Gehalt von mehr als 0,2% Ammoniak läßt eine Ware verdächtig erscheinen. Er soll daher bei Fischmehlen aller Art nicht überschritten werden. Die Befunde im Laboratorium und in der Fütterungspraxis stehen jedoch nicht immer in Einklang (MAYRHOFER [22]).

Als Fäulnisprodukt im Fischfleisch tritt ferner *Trimethylamin* auf. Bakterielle Fischverderbnis macht sich durch Reduktion des Trimethylaminoxydes zu Trimethylamin bemerkbar. PARTMANN [26] hat gefunden, daß sich der Gehalt an Trimethylamin stark erhöht, wenn bakterielle Veränderungen in der Muskulatur von Seefischen eintreten. Nach ihm zeigt erhöhter Trimethylamin-Gehalt meist eine fortgeschrittene Zersetzung des Fisches an. Desgleichen gibt SCHÖNBERG [30, 31] an, daß man aus dem Mengenverhältnis von Trimethylaminoxyd und Trimethylamin in einem Fischprodukt auf dessen Frischezustand schließen kann. Die Ursprungsherde der Fischfäulnis sind nach ihm vor allem Kiemen, Eingeweide und Haut. Die Frage, inwieweit auf diesem Wege eine Qualitätsbeurteilung von Fischmehlen möglich ist, bedarf noch der Prüfung.

Dem zur Beurteilung des Frischezustandes von Fleisch- und Fischprodukten in der Nahrungsmitteluntersuchung herangezogenen Nachweis von *Schwefelwasserstoff* kommt bei der Prüfung von Fischmehlen keine besondere Bedeutung zu. Schwefelwasserstoff soll zwar in einwandfreien Fischmehlen nicht in größeren Mengen vorhanden sein. Doch kann der negative Ausfall der Schwefelwasserstoffreaktion nicht als Merkmal der Frische angesehen werden, da Zersetzungen nicht fäulnisartiger Natur auftreten können, ohne daß sich Schwefelwasserstoff abspaltet.

Einige andere, in der Literatur beschriebene Methoden zur Prüfung auf Verdorbenheit haben sich für die Untersuchung von Fischmehlen als nicht geeignet erwiesen. (Siehe KUMMER [12].)

Aus den Darlegungen ergibt sich, daß die bisher zur Qualitätsprüfung der Fischmehle herangezogenen Untersuchungsmethoden nicht immer ausreichen, um den tatsächlichen Futterwert der Fischmehle, vor allem eine vorhandene Unterwertigkeit oder Minderwertigkeit, die auf den verschiedensten Ursachen beruhen können, zu ermitteln. Mit Hilfe der bisherigen Methoden ist es insbesondere nicht möglich, in Fischmehlen enthaltene, von der Zersetzung der verwendeten Rohmaterialien herrührende Giftstoffe nachzuweisen. Aus den Erörterungen über die möglichen Ursachen der in der Mastprüfungsanstalt Forchheim und auch andernorts aufgetretenen Schweineerkrankungen geht hervor, wie kompliziert die Verhältnisse liegen. Um über die hier erörterten Annahmen hinaus zu kommen und eine Klärung der rätselhaften Schweineerkrankungen herbeizuführen, ist es unerläßlich, daß sich mit dieser wirtschaftlich so bedeutungsvollen Frage berufene klinische Institute in enger Zusammenarbeit mit pharmakologisch-chemischen Instituten befassen.

Zusammenfassung

Die vorliegende Gemeinschaftsarbeit des Tierhygienischen Institutes, Freiburg/Br., und der Bad. Staatl. Landw. Versuchs- und Forschungsanstalt Augustenberg behandelt die „Fischmehlkrankheit des Schweines“. Anlaß hierzu gaben gegen Ende des Jahres 1950 in der Staatl. Versuchsanstalt für Schweinezucht und -haltung Forchheim bei Karlsruhe, an Mastschweinen, die von ganz verschiedenen Beständen stammten, aufgetretene schwere Erkrankungen, die nachweislich durch die Verfütterung eines bestimmten Dorschmehles hervorgerufen wurden.

Die Arbeit bringt zunächst eine Erläuterung des Begriffes „Fischmehlkrankheit des Schweines“ und eine Zusammenstellung der darüber im Schrifttum vorliegenden Angaben.

Der Verlauf der an der Mastleistungsprüfungsanstalt beobachteten Schweineerkrankungen sowie die klinischen, pathologisch-anatomischen und histologischen Befunde werden eingehend beschrieben.

Besonders auffallend im Krankheitsbild waren bisher nicht beschriebene Ekzeme und Hyperkeratosen der äußeren Haut, vor allem der Zungenschleimhaut. Nach Absetzen des schädigenden Dorschmehles entwickelte sich ein chronisches Ekzem nach Art einer Akanthosis.

Die die Krankheit auslösende Ursache konnte durch die Untersuchung des fraglichen Dorschmehles nicht geklärt werden.

Die verschiedenen Möglichkeiten der Ursache einer schädlichen Wirkung von Dorschmehl werden erörtert. In Versuchen, die zur Klärung dieser Frage durchgeführt wurden, konnten B-Vitaminmängel, bzw. -bindung als Krankheitsursache ausgeschlossen werden. Auf A- und C-Avitaminose wurde nicht untersucht.

Die heute üblichen Untersuchungsverfahren zur Qualitätsprüfung von Fischmehlen werden besprochen. Es ergibt sich, daß diese Methoden nicht immer ausreichen, um unterwertige bzw. schädliche Fischmehle als solche zu erkennen. Für die Qualitätsbestimmung von Fischmehlen, im besonderen für den Nachweis von darin enthaltenen, durch Zersetzung der verwendeten Rohmaterialien gebildeten Giftstoffen müssen neue, spezifische Untersuchungsmethoden gefunden werden.

Im Hinblick auf die Bedeutung der Fischmehle in der Schweinefütterung und auf die vorzüglichen Erfahrungen mit qualitativ hochwertigen, einwandfreien Fischmehlen ist die Klärung der „Fischmehlkrankheit des Schweines“ eine Frage von volkswirtschaftlich größter Wichtigkeit.

Literatur

[1] BAUER, H.: Ferkelverluste. Verlag Schaper, Hannover 1950.

[2] BAUER, H.: Die Vorstufe des Ferkelkümmerns infolge Fütterungsschäden. Monatsh. prakt. Tierheilkunde 1950, 2, 134.

[3] BREIREM, K.: Norwegisches Heringsmehl. Sonderdruck der norwegischen Landw. Hochschule 1952.

[4] COHRS, P.: Über die toxische Leberdystrophie bei Tieren. Tierärztl. Rdsch. 1929, 2, 82.

[4] a) COHRS, P. und B. SCHNEIDER: Hyperkeratose der Psalterpapillen des Rindes. Berl. Münch. Tierärztl. Wschrift 1940, *33*, 398.
[5] FRÖHNER, E.: Lehrbuch der Toxikologie für Tierärzte. Verlag Ferdinand Enke, Stuttgart 1950.
[6] FRÖHNER, E. und R. VÖLKER: Lehrbuch der Toxikologie für Tierärzte. Verlag Ferdinand Enke, Stuttgart, 1950, 6. Aufl.
[7] GREEN, und EVANS: Paralyse und Vitamin B_1-Forschung. In Ergebnisse der Vitaminforschung. Deutsch. Hoffmann — La Roche AG., Grenzach/Baden 1945, S. 25.
[8] HONCAMP, F.: Das Fischmehl als Futtermittel. I. Teil: Über die Gewinnung, Zusammensetzung und Verdaulichkeit von Fischmehl und über den Futterwert desselben für Jung- und Milchvieh. Landw. Versuchsstat. 1933, *115*, 135—304.
II. Teil: Fütterungsversuche mit Fischmehl an Kälber und Milchvieh. Landw. Versuchsstat. 1934, *116*, 125—226.
III. Teil: Das Fischmehl als eiweißreiches Beifutter in der Schweinemast mit besonderer Berücksichtigung des Einflusses auf die Lebendgewichtszunahme und auf die Güte der Schlachtware. Landw. Versuchsstat. 1934, *120*, 13—105 und 1935, *122*, 1—169.
[9] ISAACHSEN, H.: Fische und Fischprodukte als Futter. Deutsch. Tierärztl. Wschr. 1924, *32*, 85—90.
[10] KLING, M.: Die Handelsfuttermittel. Verlag Eugen Ulmer, Stuttgart 1928, 580 S.
[11] KLING, M.: Die Handelsfuttermittel. Ergänzungsband. Verlag Eugen Ulmer, Stuttgart 1936, 432 S.
[12] KUMMER, H.: Mikroskopische und biologische Untersuchungsmethoden. In: Methodenbuch Bd. III. Die Untersuchung von Futtermitteln. Neumann-Verlag, Radebeul und Berlin 1951, 2. Aufl., 230 S.
[13] LANGER, H.: Dermatitis seborrhoides des Saugkalbes als Mangelkrankheit. Mh. Vet. Med. 1951, *6*, 369
[14] LEHMANN, F.: Die Lehre von der Fütterung und Mast des Schweines. Verlag Pfennigtorff Berlin 1944.
[15] LENKEIT, W.: Untersuchung von Fischmehlen. Neue Mitt. f. d. Landw. 1949, *4*, 687.
[16] LEONHARDT, H.: Ursache und Behandlung einer Fischmehlvergiftung. Tierärztl. Umschau 1951, *6*, 56—58.
[17] LEWIN, L.: Gifte und Vergiftungen. Lehrbuch der Toxikologie. Verlag Georg Stilke, Berlin 1929, 4. Aufl., S. 1087.
[18] LÜCKE: Fischindustrielles Taschenbuch, Braunschweig 1936, S. 259 ff.
[19] MACH, F. und G. CLAUS: Die Beschaffenheit der Fischmehle des Handels. Mitt. Deutsch. Landw.-Ges. 1952, *47*, 808 und 809.
[20] MACH, F. und G. CLAUS: Die Untersuchung der Fischmehle auf wertbestimmende Bestandteile, Reinheit und Frischezustand. Landw. Versuchsstat. 1935, *115*, 175—196.
[21] MAYRHOFER, J.: Beitrag zur Frage der Verfütterung salzhaltiger Fischmehle. Fortschr. Landw. 1931, *6*, 230 und 231.
[22] MAYRHOFER, J.: Beiträge zur Beurteilung der Fischmehle. Die Landeskultur (Österr.) 1934, *1*, 15 und 16.
[23] MICHALKA, J.: Gesundheitsschäden beim Schwein, bedingt durch unsere heutigen Fütterungsmethoden. Österr. Tierarzt 1936, 13.
[24] NUSSHAG, W.: Über das Wesen der sog. enzootischen Leberentzündung der Ferkel. Arch. f. Tierheilkde. 1930, *61*, 1—37.
[25] OLAFSEN, P. u. K. MC ENTEE: Experimentelle Erzeugung von Hyperkeratose (X Disease) durch Fütterung mit einem Handelsfuttermittel. (The Cornell Veterinarian, *41*, 107, (1951) ref.: Deutsch. Tierärztl. Wschr. 1952, *59*, 219.
[26] PARTMANN, W.: Zur Frage der Bestimmung des Frischezustandes von Fischen. Z. Untersuch. Lebensmittel 1950, *93*, 341—356.
[27] RINDFLEISCH-SEYFARTH, M.: Die sog. Fischmehlkrankheit der Hühnerküken. Tierärztl. Umschau 1951, *6*, 360 und 361.
[28] RADEFF, T.: Über den NaCl- und Eiweißgehalt des Serums von Schweinen bei Verfütterung von Fischmehl mit verschiedenem Kochsalzgehalt. Arch. wiss u. prakt. Tierheilkde. 1927, *55*, 300.

[29] SCHMIDT, R.: Fischmehl zur Fütterung der Schweine. Österr. Tierarzt 1934, *6*, 163—166.
[30] SCHÖNBERG, F.: Über die biologischen Eigenschaften der Fischfäulnisbakterien. Deutsch Tierärztl. Wschr. 1941, *49*, 22.
[31] SCHÖNBERG, F.: Verhütung von Fischvergiftungen. Lebensmitteltierarzt 1950, *1*, 65.
[32] SCHOOP, G.: Das Problem der Jungtierkrankheiten. Sonderheft dtsch. Tierärztetag Salzschlirf 1951, 57.
[33] SCHULTZE: Das Fischmehl. Dissertation Hannover 1925.
[34] SPERLING, L.: Die Bewertung von Fischmehl. Vortrag, gehalten auf der Sitzung des Ausschusses für Handelsfuttermittel der DLG am 8. 10. 52 in Hann.-Münden.
[35] SPERLING, L.: Über den Wert von Fischmehl in Abhängigkeit vom Herstellungsverfahren. Futter und Fütterung 1952, Nr. 19/20, 140—142.
[36] STANG, V.: Ist die Verfütterung von Fischmehl mit hohem Salzgehalt in der Schweinemast schädlich und ist das Schwein gegen Kochsalz besonders empfindlich? Landw. Versuchsstat. 1933, *115*, 275—301.
[37] WAGENER, K.: Die Hyperkeratose, eine neue Rinderkrankheit von internationaler Bedeutung. Deutsch. Tierärztl. Wschr. 1951, *58*, 395.
[38] WELLMANN, G.: Gibt es giftige Fische? Fischereiwelt 1950, *28*, 105.
[39] WIRTH, D. u. K. DIRNHOFER: Lehrbuch der inneren Krankheiten der Haustiere. Verlag Ferdinand Enke, Stuttgart 1943.
[40] WURST, R.: Untersuchungen über den Zusammenhang zwischen Ferkelsterben und intensiven Fütterungsmethoden. Wien. Tierärztl. Monschr. 1940, II, 323—333.

Aus dem Institut für Tierzucht der Martin-Luther-Universität Halle-Wittenberg
(Direktor: Prof. Dr. WUSSOW)

W. WUSSOW, J. H. WENIGER, H. R. SCHUMM

DIE WIRKUNG EINER APF-BEIGABE AUF FUTTERVERWERTUNG UND SCHLACHTLEISTUNG BEI SCHWEINEN

Nicht nur in der Tierernährung, sondern auch in der Humanmedizin und in der Mikrobiologie erregt das nach dem letzten Kriege von RICKES, E. L. und Mitarbeiter [10] entdeckte Vitamin B_{12} stärkstes Interesse. In der Zwischenzeit ist eine fast unübersehbare Menge von Literatur über dieses Vitamin erschienen. Einen Überblick über die Entwicklung der APF- und Vitamin B_{12}-Forschung vermittelt u. a. TRAUTMANN, A. und HILL, H. [15].

Die praktische Tierfütterung und Tierernährung kennt seit langer Zeit schon vor allem in der Schweine- und Geflügelfütterung die besondere Wirkung des tierischen Eiweißes, welche auf dem Gehalt an biologisch hochwertigen essentiellen Aminosäuren beruht. Allerdings ist der Grund für die günstige Entwicklung der mit tierischem Eiweiß gefütterten Schweine und Hühner nicht allein in der Wirkung der vollwertigen Aminosäuren zu suchen, sondern man erkannte, daß daneben auch andere Stoffe ihren Einfluß ausüben müssen. Man faßt heute diese besonderen Wirkstoffe unter dem Begriff des Animal-Protein-Faktor (APF) zusammen, welcher als bis jetzt besonders bekannt gewordenen Bestandteil das kobalthaltige Vitamin B_{12} enthält.

Versuchsergebnisse von RICHTER, K., CRANZ, K. L. und LEZIUS, G. [9] gehen darauf hinaus, daß allein die Beigabe von Vitamin B_{12} in reiner Form keine leistungssteigernden Erfolge bringt. Dies bestätigt die Tatsache, daß zu dem sog. APF-Komplex eine Anzahl weiterer Vitamine und Wirkstoffe gehören, die erst bei ihrem vollzähligen Vorhandensein in der Fütterung eine „APF-Wirkung" erkennen lassen.

MOUSTGAARD, J. (zit. von KIRSCH [5]) gibt Zahlen für den Vitamin-B-Gehalt der wichtigsten Futtermittel an. Zweifellos greift der Vitamin-B-Komplex in den Eiweiß- und Nucleinsäurestoffwechsel ein, aber ob eine optimale Versorgung mit B-Vitaminen bereits einen merklichen Einfluß auf die bessere Futterausnutzung und auf eine höhere Wirtschaftlichkeit der Fütterung ausübt, ist nach obigen Ausführungen fraglich.

Die bisherigen Versuchsergebnisse mit APF und B_{12} sind durchaus nicht eindeutig. RICHTER, K. und Mitarbeiter [9] berichten über die unterschiedliche Wirkung zweier APF-Präparate. Der Fütterungserfolg mit dem amerikanischen von Merck war dem deutschen bei eingeschränktem Eiweißfutteranteil an Schweinen überlegen. Ferner zeigte ein Fischextrakt als natürliche APF-Quelle gute Masterfolge. Die Verabreichung von reinem Vitamin B_{12} brachte keine leistungssteigernden Vorteile.

NORDTFELDT, S.[8] stellte Untersuchungen an tragenden und säugenden Sauen mit Vitamin B_{12} an. Eine B_{12}-Gabe während der Trächtigkeit und Säugezeit konnte die Entwicklung der Ferkel gegenüber den Vergleichsgruppen nicht verbessern. Allerdings war in der Futtermischung genügend vollwertiges Eiweiß enthalten.

BLAU, G.[2] ermittelte, daß bei Verabreichung des gesamten Vitamin B- und D-Komplexes an Schweine keine Leistungsverbesserung erfolgte, wenn die Tiere mit 35 kg Lebendgewicht auf Mast gestellt wurden und eine ausreichende und vollwertige Eiweißversorgung erhielten. Junge Tiere, im Gewicht von 17 kg auf Mast gestellt, ließen dagegen eine eindeutig bessere Zunahme bei eingeschränkter tierischer Eiweißgabe erkennen, wenn sie die oben genannten Vitamine erhielten.

Über unterschiedliche Erfolge mit APF und B_{12} in der Geflügelhaltung berichtet BARTSCH, F.[1].

Die eben angeführten und noch folgenden wenigen Literaturangaben unterstreichen die Tatsache, daß noch viele Fragen offen sind, die erst beantwortet werden können, wenn die Vitamin-Forschung weitere Bestandteile des sog. APF-Komplexes isoliert und in Versuchen ihre spezifische Wirkung ermittelt hat.

Als APF und Vitamin B_{12}-Quellen kennen wir verschiedene, in denen entweder das B_{12} allein oder mit mehr oder weniger großem Anteil der übrigen Wirkstoffe des APF-Komplexes enthalten ist. Erstmalig wurde von RICKES[10] und SMITH, E. L.[12] B_{12} aus der Leber isoliert. Ferner ist bekannt, daß die Fermentationsrückstände der Streptomycesarten bei der Antibiotikagewinnung Vitamin B_{12} und APF enthalten. Nach mündlichen Mitteilungen werden diese Rückstände in der Jena-Pharm mit gutem Erfolg an Schweine verfüttert.

Des weiteren ist dem praktischen Landwirt schon seit jeher bekannt, daß Schweine und Hühner mit Vorliebe Kuhdung aufnehmen. Der Wiederkäuer ist auf Grund seiner bakteriellen Verdauung in der Lage, Vitamin B_{12} und APF im Verdauungstraktus zu synthetisieren, was auch im Kuhkot nachgewiesen werden konnte. Die instinktmäßige Aufnahme dieser Exkremente durch Schweine erklärt sich daraus, daß diese Tiere durch ihre enzymatische Verdauung nicht diese Wirkstoffe bilden können, sondern sie aufnehmen müssen. Auch dem Pferdekot wird ein derartiger Gehalt nachgesagt. Der Wiederkäuer scheint demnach hinsichtlich der Versorgung mit APF autark zu sein, allerdings mit der Einschränkung, auf die auch schon SCHLOLAUT, W. und KULPE, E.[11] hinwiesen, daß das junge Tier noch nicht über eine wirkungsvolle bakterielle Verdauung verfügt — da die Gärräume bei Kälbern und Lämmern noch sehr wenig entwickelt sind —, die das Tier zur B_{12}-Synthese befähigt. Die daraufhin angestellten Versuche an Lämmern brachten eine statistisch gesicherte und deutliche Mehrzunahme bei der Verfütterung des APF-Präparates „Beta-Mehl“, auf das später noch näher eingegangen wird. Bekanntlich nehmen diese Jungtiere, auch Kälber und Fohlen, mitunter den Kot der ausgewachsenen Tiere auf, um ihren Bedarf an APF zu decken, den sie selbst nicht produzieren können.

In der Praxis wurden häufig Stimmen laut, die Auskunft über die Verfütterung von Kuh- und Pferdekot verlangen. In manchen Gegenden ist es üblich, den Schweinen Kot von Pferd und Rind in geringen Mengen zu verfüttern, da sich dies erfahrungsgemäß auf die Entwicklung der Tiere günstig auswirkt.

Im Jahre 1951/52 wurde daraufhin im hiesigen Institut von WUSSOW, W. und WENIGER, J. H.[18] ein Versuch mit 30 Schweinen angesetzt, der zur Klärung dieser Art von Wirkstoffverabreichung beitragen sollte. In der bisher unveröffentlichten Arbeit ist ein durchaus günstiges Ergebnis für die Tiere mit Kotbeigabe festzustellen. Vor allem zeigte sich, was durch weitere nachstehende Untersuchungen bestätigt wurde, daß pflanzliches Eiweiß durch APF und B_{12}-Beigabe im Sinne der Schweineernährung weitgehend vollwertig gemacht werden kann. Allerdings muß man sich bei einer Veröffentlichung über Kotverfütterung im Klaren sein, daß die damit verbundenen Gefahren der gesundheitlichen Schädigung unserer Schweinebestände nicht zu unterschätzen sind. Krankheitskeime und Parasiten (Tbc und Wurmbefall) können durch den Kot übertragen werden. Von einer Propagierung der Kotverfütterung ist daher grundsätzlich abzusehen.

Eine weitere Quelle für APF und damit Vitamin B_{12} bilden die sog. Fischpreßwässer, die in eingedickter Form auch als Fischextrakt bezeichnet werden und bei der Fischmehlproduktion anfallen. Hierbei werden die Fische zunächst im Dampf aufgeschlossen, dadurch wird das Fett, welches wir beim Fisch als Tran bezeichnen, flüssig und tritt heraus. Zusätzlich wird der ganze Fischrohstoff zur weiteren Entfernung des Fettes, was bei der Fischmehlherstellung weitgehend entfernt sein muß, abgepreßt. Dabei fällt neben dem Tran der Fischsaft an. Das Fett wird vom Fischsaft geschieden. Letzterer ging früher ungenutzt in die Abwässerleitungen. Später kam man darauf, den Fischsaft noch zu nutzen. Er wurde in großen Vakuumverdampfern eingetrocknet und gelangte als Fischextrakt zur Verfütterung. STAHL, W. und FRIEDRICH, E.[13] geben an, daß, allerdings nach dem Stand von 1940, in Deutschland 25—30 000 to eingedickter Fischbrühe jährlich anfallen. Wie diese Verhältnisse heute liegen, entzieht sich unserer Kenntnis, jedoch verlangt dieses Futtermittel verstärktes Interesse, da sich nunmehr herausgestellt hat, daß in der Fischbrühe der APF-Komplex enthalten ist. Der Rohproteingehalt ist als nicht hoch anzusehen und liegt bei etwa 35%.

LENKEIT, W., BECKER, M., WOLDAN, E., LAGNEAU, E.[6] untersuchten den Fischextrakt auf seine Zusammensetzung und prüften diese Futtermittel in Verdauungs- und Stoffwechselversuchen. Bemerkenswert war die hohe Verdaulichkeit des Gesamt-N. Die Verfütterung wird empfohlen.

Ferner stellten STAHL, W. und FRIEDRICH, E.[13] 1940 einen Fütterungsversuch mit 18 Tieren an, in drei Gruppen zu je sechs Schweinen. Es wurde neben entsprechendem Sättigungsfutter Fischmehl und Sojaschrot (Gr. I), Fischbrühe und Sojaschrot (Gr. II) und nur Fischbrühe (Gr. III) verfüttert. Die Verwertungszahlen dieser drei Gruppen waren fast die gleichen. Die Gruppe III war der Gruppe I sogar etwas überlegen. Es muß auch hier eine APF-Wirkung vorgelegen haben, wenn man bedenkt, daß die Fischbrühe das

Fischmehl + Sojaschrot ersetzen konnte und ferner, da der verdauliche Reineiweißgehalt der Fischbrühe nach Angaben der Autoren nur bei 20,40% gelegen hat.

Das Futtermittel „Beta-Mehl“, welches wir in unserem zu beschreibenden Versuch zum Einsatz brachten, entstammt ebenfalls der Fischmehl-Produktion und wird bei der Firma Ankermann & Co., Berlin N 4, hergestellt. Es besteht aus im Vakuum eingedickter Fischbrühe unter Beigabe von Vitamin D_2. Ein ähnliches Präparat stellt das „Betapan“ dar.

FISCHER, H. [4] fütterte „Betapan“ in einem Tastversuch mit gutem Erfolg an Ferkel bei einem Grundfutter von Kartoffeln und Gemengeschrot. Die Dosierung des Betapans lag bei 2 Teelöffel pro Tier und Tag.

STAHL, W. und Mitarbeiter [14] brachten Beta-Mehl an Mastschweine zur Verfütterung, ohne Eiweißfuttergabe. Die Mehrzunahme der Beta-Mehl-Gruppen bei einer Dosierung von 73 g pro Tag gegenüber der Kontrollgruppe war augenscheinlich, trotzdem nur Kleie und Kartoffeln verfüttert wurden.

Die Wirkung des APF-Komplexes muß nach den bisherigen Untersuchungen hauptsächlich in der Möglichkeit der Transaminierung durch diese Wirkstoffe liegen. Der Eiweißgehalt der meisten APF-Futtermittel ist zu gering, vor allem auch die Dosierung zu klein, um wirksam in Erscheinung treten zu können. Es ist vielmehr anzunehmen, daß dem Körper durch Beigabe der APF-Vitamine der Aufbau essentieller Aminosäuren möglich wird, bzw. nicht vollwertige Aminosäuren durch Transaminierung vollwertig gemacht werden können. Aus diesem Grunde hält man die Verfütterung von APF an junge Schweine als besonders wirkungsvoll, da der Eiweißbedarf wegen der stärkeren Fleischwüchsigkeit in diesem Stadium relativ am höchsten ist. Daß APF in der Mast dagegen eine stärkere Fleischwüchsigkeit oder erhöhten N-Ansatz bewirkt, konnten wir nicht finden. Ebenso schreiben STAHL, W. und FRIEDRICH, E. [13] von einem ungewöhnlich engen Fett-Fleisch-Verhältnis bei der Ausschlachtung der mit Fischbrühe gefütterten Schweine.

Die Zielsetzung unseres *Fütterungsversuches mit dem Präparat „Beta-Mehl“* ist folgendermaßen zu umreißen: Es sollte ermittelt werden, inwieweit das „Beta-Mehl“ Hefe und pflanzliches Eiweiß in der Futterwirkung vollwertig machen kann. Ferner war zu untersuchen, ob und in welchem Maße durch das „Beta-Mehl“ jegliche Zufütterung von tierischem oder pflanzlichem Eiweißfutter ersetzt wird und ob hierbei merkliche Unterschiede bei verschieden hoher Dosierung des Präparates auftreten. Eine Fütterungsgruppe nur mit Tierkörpermehl bei entsprechendem Grundfutter sollte gegenüber den „Beta-Mehl“-Gruppen das Bild abrunden.

Der *Versuchszeitraum* erstreckte sich für alle Versuchsschweine über den Gewichtsabschnitt von 40—130 kg, die nach beendeter Mastzeit im Schlachthaus des Institutes ausgeschlachtet wurden und zur weiteren chemischen und anatomischen Untersuchung gelangten.

Die *Versuchsauswertung* erfolgte nach verschiedenen Gesichtspunkten. Zunächst wurde nach den für Schweinemastversuche üblichen Daten ausgewertet, hinsichtlich der Gewichtsentwicklung, Verwertungszahl, Mastdauer und des Trockenfutterverzehrs. Durch die *Ausschlachtung* und die *Nährstoffbestim-*

Tabelle 1. *Die Futtermengen der Versuchsgruppen in g pro Tier und Tag*

Gruppe	Anzahl der Tiere	Beta-Mehl	Hefe	Erbsenschrot	Tierkörpermehl	Gerstenschrot	Haferschrot	Weizenkleie	Kartoffeln
I	4					300	400	300	satt
II	4	80				300	400	300	satt
III	4	40				300	400	300	satt
IV	4		200			300	400	300	satt
V	3	40	200			300	400	300	satt
VI	4			300		300	400	300	satt
VII	4	40		300		300	400	300	satt
VIII	4				150	300	400	300	satt

Tabelle II. *Futtermittelzusammensetzung in % der Ursubstanz*

Futtermittel	Rohnährstoffe						Verdauliche Nährstoffe				
	Trocken-substanz	Roh-protein	Rohfett	Rohfaser	N-freie Extr.-St.	Asche	verdaul. Eiweiß	verdaul. Rohfett	verdaul. Rohfaser	verdaul. N-freie Extr.-St.	Gesamt-nähr-stoffe
Hefe	91,09	36,27	0,92	0,31	43,88	9,71	30,29	—	—	38,93	69,22
Erbsenschrot	86,37	22,39	1,72	7,16	50,40	4,70	19,70	0,84	1,22	48,38	71,23
Tierkörpermehl	91,83	58,82	2,02	2,44	2,85	25,70	49,40	2,01	—	—	54,02
Gerstenschrot	87,18	13,02	1,77	4,49	64,90	2,98	10,16	0,97	0,36	57,77	70,52
Haferschrot	86,78	10,54	4,13	11,37	57,50	3,24	8,33	2,85	—	45,43	60,32
Weizenkleie	87,85	13,78	4,78	9,64	53,98	5,67	9,92	3,01	1,15	37,25	55,24
Kartoffeln	23,84	2,49	0,11	0,66	18,57	2,01	1,77	—	0,57	18,20	20,54
Beta-Mehl	87,84	37,63	10,35	3,74	18,54	17,58	35,37	9,73	—	11,12	68,87

mung auf Grund der Analyse des gesamten Tierkörpers nach der im hiesigen Institut festgelegten Methode[17] ergaben sich weitere Möglichkeiten der Auswertung. Es wurde der Nährstoffaufwand im Futter dem Nährstoffgehalt der Schweine auf der Basis der Kalorie gegenübergestellt, da die bisher üblichen Angaben der Mastleistung bei Schweinen keinen vollständigen Anhalt über ihre Leistungsfähigkeit und Futterverwertung geben. Bei der Gegenüberstellung einzelner Nährstoffgruppen konnte der Verlust beim Fett- und Eiweißansatz einzeln dargestellt werden. Ferner bot die Ausschlachtung die Gelegenheit, bestimmte innere Organe im Zusammenhang mit der angewandten Fütterung zu untersuchen und etwaige Einflüsse der APF-Beigabe auf Schlachtqualität und Anteil der Teilstücke zu prüfen.

Der Versuch umfaßt 32 Edelschweine, von denen die Versuchs-Nr. 17 wegen Kreislaufstörungen vorzeitig ausgeschieden werden mußte und nicht mit zur Endauswertung gelangte. Es wurden insgesamt *8 Fütterungsgruppen zu je 4 Schweinen* gebildet, wobei die 4 Tiere jeder Gruppe paarweise gefüttert wurden.

Die *Einteilung der Versuchsgruppen* und ihre Fütterung ist aus Tabelle I ersichtlich.

Die Gruppen I und VIII dienten als Vergleichsgruppen, ohne Eiweißgaben bzw. mit einer Zufütterung von 150 g Tierkörpermehl. Das Kraftfutter war in der Zusammensetzung und Menge während der gesamten Mastzeit das gleiche bei einer Kartoffelgabe bis zur Sättigung. Alle Tiere erhielten eine normale Futterkalkgabe. Den Gruppen II und III wurden 40 g bzw. 80 g „Beta-Mehl" zugefüttert, während an die Tiere der Gruppen IV, V, VI und VII Hefe bzw. Erbsenschrot mit und ohne 40 g „Beta-Mehl" verabreicht wurde. Die Höhe der „Beta-Mehl"-Fütterung wurde absichtlich nicht, wie bei STAHL u. Mitarbeiter[14] in Prozent der Tagesfuttermenge angegeben, da je nach der Art der Fütterung (Kartoffelmast, Getreidemast) hierbei Irrtümer auftreten können.

Die *Futtermittel* unterlagen laufenden Nährstoffuntersuchungen, die durchschnittlichen Ergebnisse sind in Tabelle II aufgeführt.

Von den Kartoffeln wurden wöchentliche Untersuchungen vorgenommen, die übrigen Durchschnittszahlen der Futtermittel sind das Ergebnis von je 4 Untersuchungen.

Das Beta-Mehl zeigte bei uns sehr gut übereinstimmende Werte im Durchschnitt, die sich jedoch von denjenigen von STAHL, W. und Mitarbeiter[14] stark unterscheiden (vgl. TabelleII und die hier folgende Übersicht).

Beta-Mehl-Untersuchung nach STAHL, W., WIESENER, E. *und* ZEMBKE, E. *in % der Ursubstanz*

Trockensubstanz	Rohprotein	Rohfett	Rohfaser	N-freie Extr.-Stoffe	Asche
89,29	25,94	8,75	47,51	3,92	3,18

Nach Auskunft der Herstellerfirma beruht die unterschiedliche Zusammensetzung des Beta-Mehl's auf dem verschiedenen Ausgangsmaterial bei der Fischmehl-Produktion. Ob sich dadurch der Gehalt an APF und Vitamin B_{12} ändert, bleibt zu untersuchen.

Das Tierkörpermehl und die Hefe wurden von uns im Verdauungsversuch geprüft [19]); die entsprechenden Verdauungsquotienten kamen bei der Nährstoffberechnung zur Anwendung. Gegenwärtig laufen im hiesigen Institut Verdauungsversuche mit „Beta-Mehl", es wird in Kürze darüber berichtet werden.

In Tabelle III ist die *Gewichtsentwicklung und Mastdauer* dargestellt.

In der Mastdauer und der täglichen Zunahme liegen die mit „Beta-Mehl" gefütterten Tiere im Durchschnitt der Gruppen deutlich höher als ihre Vergleichsgruppen. Die Gruppen II und III haben durch die APF-Wirkung eine deutliche Leistungssteigerung zu verzeichnen, allein auf Grund der Zufütterung von 40 bzw. 80 g Beta-Mehl. Die unterschiedliche Dosierung ließ keine Wirkung auf Zunahme und Mastdauer erkennen. Dies ist für die praktische Tierfütterung in finanzieller Hinsicht nicht unwesentlich.

Die Beigabe von Hefe und Erbsenschrot zum Versuchsfutter läßt eine verbesserte Gewichtsentwicklung in den Gruppen IV und VI gegenüber der Gruppe I erkennen. Die Hefe- und Erbsengruppe kommen in ihren Leistungen etwa den Gruppen II und III gleich, erlangen jedoch, wie zu erwarten, nicht die Leistungen der Gruppe VIII mit Tierkörpermehl. Erst durch die Zulage von Beta-Mehl erreichen die Gruppen V und VII die Leistungen der Gruppe VIII und übersteigen sie sogar.

Die Tabelle III bestätigt die Tatsache, daß das zugefütterte Präparat entscheidend in den Eiweißhaushalt der Schweine eingegriffen hat und pflanzliches Eiweiß vollwertig machen kann bzw. bei Unterlassung jeglicher Eiweißfuttergabe dieses bis zu einem gewissen Grade zu ersetzen imstande ist. Eine Eiweißwirkung des Beta-Mehls muß als ausgeschlossen gelten, da bei einer Zufütterung von 40 g darin nur 14 g verdauliches Rohprotein enthalten sind. Der Einwand, daß die Gruppen nur aus 4 Tieren bestehen und die Zunahmen sich von Gruppe zu Gruppe mitunter überschneiden, ist nur sehr bedingt gültig und wird durch die noch folgenden Nährstoffbilanzen gegenstandslos. Die Mastdauer wurde, um Unterschiede im gesamten Zuwachs auszuschalten, je 100 kg Zuwachs ausgedrückt und unterstreicht das günstige Versuchsergebnis.

Die Tabelle IV gestattet uns eine Übersicht über die *Verwertungszahlen* und den Aufwand an Trockenfutter pro kg Gewichtszuwachs. Diese Aufstellung bestätigt die angeführten Zahlen aus Tabelle III. Die Verwertungszahl gestaltet sich in allen Fällen günstiger für die Beta-Mehl-Gruppen. Der aufgeführte *Trockenfutterverzehr pro kg Gewichtszuwachs* läßt deutlich die Futtereinsparung der Beta-Mehl-Gruppen erkennen. Der Umstand deutet darauf hin, daß die günstigere Gewichtsentwicklung nicht durch höheren Futterverzehr stattgefunden hat, sondern die Folge einer *besseren Futterverwertung auf Grund der APF-Wirkung darstellt.* Die gewonnenen Werte in den Tab. III und IV sind in ihrer Übereinstimmung überzeugend und lassen die Ansicht von Zufallsergebnissen wohl kaum aufkommen.

Tabelle III. *Gewichtsentwicklung und Mastdauer*

Gruppe	Versuch Nr.	Geschlecht	Zuwachs während der Versuchsdauer in kg	Tägl. Zunahme während der Versuchsdauer in g	Mastzeit für 100 kg Zuwachs in Tagen
I	1	♂	89	560	179
	2	♀	71	284	352
	3	♂	84	336	298
	4	♀	94	519	192
∅ der Gruppe I:			84,5	425	255
II	5	♂	93	633	158
	6	♀	95	625	160
	7	♂	93	456	219
	8	♀	94	543	184
∅ der Gruppe II:			93,7	564	180
III	9	♂	95	552	181
	10	♀	93	592	169
	11	♂	92	508	197
	12	♀	93	664	151
∅ der Gruppe III:			93,2	579	175
IV	13	♂	81	503	199
	14	♀	82	569	176
	15	♂	94	584	171
	16	♀	97	516	193
∅ der Gruppe IV:			88,5	543	184
V	18	♂	94	648	154
	19	♂	97	588	170
	20	♀	96	722	139
∅ der Gruppe V:			95,6	653	154
VI	21	♂	94	653	153
	22	♂	94	537	186
	23	♂	95	508	197
	24	♀	94	614	163
∅ der Gruppe VI:			94,2	578	174
VII	25	♂	91	771	130
	26	♀	97	708	141
	27	♂	93	616	162
	28	♀	96	696	144
∅ der Gruppe VII:			94,2	698	144
VIII	29	♂	95	621	161
	30	♀	95	621	161
	31	♂	95	646	155
	32	♀	91	689	145
∅ der Gruppe VIII:			94,0	644	156

Tabelle IV. *Verwertungszahl und Aufwand an Trockenfutter*

Gruppe	Versuch Nr.	Geschlecht	Verwertungs-zahl	Trockenfutter in g je kg Zuwachs
I	1	♂	392	4912
	2	♀		
	3	♂	393	4913
	4	♀		
Ø der Gruppe I:			392	4912
II	5	♂	323	3916
	6	♀		
	7	♂	334	4292
	8	♀		
Ø der Gruppe II:			328	4104
III	9	♂	312	3934
	10	♀		
	11	♂	340	4189
	12	♀		
Ø der Gruppe III:			326	4062
IV	13	♂	343	4271
	14	♀		
	15	♂	342	4277
	16	♀		
Ø der Gruppe IV:			342	4274
V	18	♂	306	3758
	19	♂	312	3882
	20	♀		
Ø der Gruppe V:			309	3823
VI	21	♂	333	4113
	22	♂		
	23	♂	344	4240
	24	♀		
			339	4177
VII	25	♂	305	3702
	26	♀		
	27	♂	316	3979
	28	♀		
Ø der Gruppe VII:			311	3841
VIII	29	♂	326	3835
	30	♀		
	31	♂	309	3698
	32	♀		
Ø der Gruppe VIII:			318	3766

Nach beendeter Mastzeit wurde der gesamte Versuch ausgeschlachtet. Während das Mastanfangsgewicht gewissen Schwankungen unterworfen war, gestaltete sich das Schlachthausgewicht der Tiere ganz einheitlich (vgl. Tab. III, „Zuwachs während der Mastzeit"). Die Schweine wurden bis auf 136 kg ausgemästet, 36 Stunden genüchtert und getötet. Die *Ausschlachtungsmethode* ging, wie bereits berichtet[17] vor sich. Durch die chemische Untersuchung des gesamten Schweinekörpers einschließlich Blut, sämtlicher Innereien, Knochen, Schwarten, Borsten, Abfall, Fleisch, Speck und Flomen, war es uns möglich, den *gesamten Nährstoffgehalt aller Versuchsschweine* zu bestimmen. Da auch jeweils durch die paarweise Fütterung für 2 Tiere der Aufwand an verdaulichen Nährstoffen bekannt war, konnte eine *Nährstoffbilanz* gezogen werden, die zwangsläufig eine bessere Futterverwertung bei der Richtigkeit der vorhergehenden Behauptungen erbringen mußte. Leider fand keine Einzelfütterung aus Raummangel statt, die wir sonst bei derartigen Bilanzversuchen streng einhalten. Die Ermittlung des Zuwachses, welcher nährstoffmäßig dem Futteraufwand gegenüber gestellt wurde, erfolgte durch die Ausschlachtung leichter Schweine im Mastanfangsgewicht, deren Nährstoffgehalte von dem der ausgemästeten Tiere nach entsprechendem Interpolieren subtrahiert wurde. Der *Kalorienverlust in Prozent der verdaulichen Nährstoffe*, wie er aus Tabelle V hervorgeht, wurde aus dem gesamten Kalorienaufwand und der gesamten Kalorienleistung der jeweils zusammen gefütterten Tiere bestimmt und nicht aus den hier angegebenen Werten für 1 kg Zuwachs, welche wegen der besseren Anschaulichkeit aufgeführt wurden. Die Umrechnung der Nährstoffe in Kalorien wurde mit folgenden Zahlen vorgenommen: Die Ergebnisse der chemischen Untersuchungen des gesamten Schweinekörpers wurden für 1 g Fett mit 9,50 Kalorien und für 1 g Eiweiß mit 5,678 Kalorien bewertet.

Für die Umrechnung des verdaulichen Futters kamen pro g beim

verdaulichen	Rohprotein	3,45	Kalorien
„	Rohfett	8,36	„
„	N-fr. Extr. St.	3,41	„
„	Rohfaser	2,36	„

zur Anwendung.

Die Ergebnisse der Tabelle V bedürfen einer näheren Betrachtung. In den Gr. I, II und III entsprechen die gefundenen Werte den Erwartungen. Der *Kalorienverlust* fällt bei APF-Zufütterung um fast 9% merklich ab. Der Grund hierfür ist in dem sinkenden Kalorienaufwand bei steigender Kalorienleistung pro kg Zuwachs zu suchen. Dies bestätigt erneut die bisherigen Ergebnisse dadurch, daß Aufwand und Leistung in einem wesentlich günstigeren Verhältnis liegen. Der Wert dieser Betrachtungsmethode liegt darin, wie auch später noch zu zeigen sein wird, daß man nachweisen kann, inwieweit die Futterverwertung nährstoffökonomisch gesehen günstiger oder schlechter lag. Die *Verwertungszahl*, der *Futteraufwand* und die durchschnittliche *tägliche Zunahme* geben nicht genügend Auskunft über die Futterverwertung, da die Zusammensetzung des Zuwachses bezüglich Eiweiß und Fett im Schweinekör-

Tabelle V. *Nährstoffgehalt und Kalorienbilanz*

Gruppe	Versuch Nr.	Geschlecht	Nährstoffgehalt des ges. Schweinekörpers in % des Schlachthausgewichtes: Eiweiß	Nährstoffgehalt des ges. Schweinekörpers in % des Schlachthausgewichtes: Fett	Eiweiß : Fettverhältnis	Kalorienaufwand je kg Zuwachs	Kalorienleistung je kg Zuwachs	Kalorienverlust in %
I	1	♂	11,87	45,67	1 : 3,85	13 334	5727	58,6
	2	♀	12,60	40,48	1 : 3,21		5269	
	3	♂	13,60	38,14	1 : 2,80	13 380	4705	65,5
	4	♀	13,16	37,80	1 : 2,87		4545	
∅ der Gruppe I:			12,81	40,52	1 : 3,17	13 357	5062	62,1
II	5	♂	11,21	46,45	1 : 4,14	10 990	5592	53,3
	6	♀	12,23	39,93	1 : 3,26		4680	
	7	♂	11,01	46,10	1 : 4,18	11 717	5521	54,0
	8	♀	12,60	41,47	1 : 3,29		5104	
∅ der Gruppe II:			11,76	43,49	1 : 3,71	11 354	5224	53,7
III	9	♂	12,38	42,18	1 : 3,41	10 804	5057	52,2
	10	♀	11,46	44,49	1 : 3,88		5280	
	11	♂	11,67	46,09	1 : 3,95	11 560	5566	54,3
	12	♀	11,88	42,21	1 : 3,55		5009	
∅ der Gruppe III:			11,85	43,74	1 : 3,70	11 182	5228	53,3
IV	13	♂	11,83	43,18	1 : 3,65	11 661	5555	52,5
	14	♀	11,63	43,09	1 : 3,70		5521	
	15	♂	11,28	44,31	1 : 3,93	11 644	5177	58,4
	16	♀	10,62	39,55	1 : 3,72		4512	
∅ der Gruppe IV:			11,34	42,53	1 : 3.75	11 653	5191	55,5
V	18	♂	12,36	38,49	1 : 3,11	10 400	4706	54,7
	19	♂	11,51	44,45	1 : 3,86	10 629	5189	53,1
	20	♀	12,42	39,82	1 : 3,21		4778	
∅ der Gruppe V:			12,09	40,92	1 : 3,39	10 514	4891	53,9
VI	21	♂	11,44	42,40	1 : 3,70	11 343	5077	54,0
	22	♂	11,81	44,13	1 : 3,74		5351	
	23	♂	12,09	42,19	1 : 3,48	11 713	5018	58,8
	24	♀	13,26	37,63	1 : 2,83		4626	
∅ der Gruppe VI:			12,15	41,59	1 : 3,43	11 528	5018	56,4
VII	25	♂	11,53	43,07	1 : 3,73	10 369	5153	51,0
	26	♀	12,09	40,63	1 : 3,36		4821	
	27	♂	12,59	47,37	1 : 3,76	10 954	5425	52,4
	28	♀	11,78	38,89	1 : 3,30		4676	
∅ der Gruppe VII:			12,00	41,49	1 : 3,54	10 662	5019	51,7
VIII	29	♂	11,83	40,82	1 : 3,45	11 125	4799	57.1
	30	♀	12,32	39,16	1 : 3,18		4747	
	31	♂	12,30	41,39	1 : 3,36	10 519	5000	54.5
	32	♀	12,63	36,44	1 : 2,89		4559	
∅ der Gruppe VIII:			12,27	39,45	1 : 3,22	10 822	4776	55,8

per nur sehr bedingt berücksichtigt wird. So können Tiere mit gleicher Verwertungszahl durchaus in der *Kalorienbilanz* stark unterschiedlich liegen, was für eine rationelle Fütterung sehr bedeutsam ist.

Die Gruppen IV und V und VI und VII lassen im Kalorienverlust Unterschiede deutlich werden, die die bessere Futterverwertung der Beta-Mehl-Gruppen (V und VII) veranschaulichen.

Bei der Gegenüberstellung von *Verwertungszahl und Kalorienbilanz* ergeben sich manche interessante Gesichtspunkte. In Gruppe I sind sich die Versuchsnummern 1 und 2 und 3 und 4 der Verwertungszahl nach völlig gleich mit 392 und 393 (Tabelle IV), dabei besaßen jedoch die Tiere 1 und 2 ohne Zweifel eine bessere Futterverwertung, denn der Kalorienverlust liegt nur bei 58,6% gegenüber 65,5%.

Die gleiche Erscheinung haben wir bei der Gruppe IV. Der Grund ist in beiden Fällen in der unterschiedlichen Energieeinlagerung der Tiere zu suchen, ein Beweis, wie fraglich es oft ist, allein aus der Verwertungszahl die Futterverwertung ablesen zu wollen. Einen umgekehrten Fall finden wir im Durchschnitt der Gruppen IV und VIII. Der Kalorienverlust ist bei beiden der gleiche, obwohl die Verwertungszahl merkliche Unterschiede aufweist zu Ungunsten der Gruppe IV. Diese Feststellung besagt, daß die Verwertung der Nährstoffe in beiden Gruppen die gleiche war. Vom finanziellen Standpunkt der Mast aus gesehen ist dagegen die Gruppe VIII die bessere wegen der verringerten Verwertungszahl und der damit verbundenen Einsparung der Mastzeit um 1 Monat (s. Tab. III).

Das Ziel der Zucht muß sein, solche Tiere herauszufinden, die unter Einhaltung der gewünschten Schlachtqualität bei optimaler Ausnutzung der Nährstoffe zur Sicherung nährstoffökonomischer und volkswirtschaftlicher Gesichtspunkte unter Berücksichtigung der stofflichen Zusammensetzung des Futters die günstigste Verwertungszahl bzw. den niedrigsten Aufwand an Futter pro Einheit Lebendgewichtszunahme zeigen. Diese Forderung erfüllten im vorliegenden Versuch am besten die Tiere Vers. Nr. 26 und 27 der Gruppe VII mit einer Verwertungszahl von 305 bei 51% Kalorienverlust.

Mit den angeführten kurzen Beispielen, die an anderer Stelle noch erweitert sind [16, 17], sollte angedeutet werden, daß zur Erfassung der vielseitigen Gesichtspunkte *bei der Beurteilung der Futterverwertung der Schweine der Ausschlachtungsversuch unerläßlich* ist. Typ und Rassefragen stehen damit in engem Zusammenhang.

Um den Nachteil, den die Kalorienberechnung in Tabelle V mit sich bringt, auszuschalten, wonach nicht ersichtlich ist, welche stoffliche Zusammensetzung den Kalorienwerten zugrunde liegt, erfolgt in Tabelle VI eine getrennte Bewertung. Es wird der Anteil des verdaulichen Eiweißes im Versuchsfutter dem gebildeten Körpereiweiß und der Anteil der verdaulichen N-freien Extraktstoffe, verdaulichen Rohfaser und verdaulichen Rohfett dem gebildeten Körperfett, gegenübergestellt, woraus sich der *Kalorienverlust beim Eiweiß- und Fettansatz* errechnet. Dabei wird von der Voraussetzung ausgegangen, daß die Bildung von Körpereiweiß nur aus dem Futtereiweiß erfolgen kann, während die Fettbildung aus den N-freien Extraktstoffen, der Rohfaser und dem

Tabelle VI. *Berechnung des Verlustes bei der Eiweiß- und Fettbildung im Versuchsabschnitt*

Gruppe	Vers.-Nr.	Geschl.	Kalor. Zusmmensetzg. v. 1 kg Zuwachs		Kalor. Zusammensetzg. d. Futterverbrauch. f. 1 kg Zuwachs		Kalorienverlust beim Eiweißansatz in %	Kalorienverlust beim Fettansatz in %
			Kalorien im Eiweiß	Kalorien im Fett	Kalorien im verd. Eiweiß	Kalor. i. verd. Rohfaser, Rohfett, N-fr. Extr.-St.		
I	1, 2	♂ ♀	629	4894	1480	11 853	57,50	58,71
	3, 4	♂ ♀	701	3920	1470	11 910	52,31	67,09
∅ der Gruppe I:			665	4407	1475	11 882	54,91	62,90
II	5, 6	♂ ♀	579	4552	1265	9 725	54,23	53,19
	7, 8	♂ ♀	604	4708	1358	10 359	55,52	54,55
∅ der Gruppe II:			592	4630	1312	10 042	54,88	53,87
III	9, 10	♂ ♀	599	4568	1233	9 571	51,42	52,27
	11, 12	♂ ♀	605	4682	1293	10 267	53,21	54,40
∅ der Gruppe III:			602	4625	1263	9 919	52,32	53,34
IV	13, 14	♂ ♀	575	4964	1592	11 070	63,88	55,16
	15, 16	♂ ♀	522	4317	1584	10 060	67,05	57,09
∅ der Gruppe IV:			549	4641	1588	10 565	65,47	56,13
V	18	♂	658	4048	1453	8 946	54,71	54,75
	19, 20	♂ ♀	607	4377	1467	9 163	58,62	52,23
∅ der Gruppe V:			633	4213	1460	9 055	56,67	53,49
VI	21, 22	♂ ♂	586	4678	1446	9 886	59,47	52,68
	23, 24	♂ ♀	665	4159	1508	10 205	56,00	59,25
∅ der Gruppe VI:			626	4419	1477	10 046	57,74	55,97
VII	25, 26	♂ ♀	592	4390	1317	9 051	55,05	51,50
	27, 28	♂ ♀	632	4491	1331	9 523	52,52	51,50
∅ der Gruppe VII:			612	4441	1324	9 287	53,78	51,50
VIII	29, 30	♂ ♀	624	4149	1447	9 679	56,88	57,13
	31, 32	♂ ♀	667	4118	1356	9 165	50,81	55,07
∅ der Gruppe VIII:			646	4134	1402	9 422	53,85	56,10

Rohfett vor sich geht. Diese Annahme gilt nicht uneingeschränkt, jedoch ist wahrscheinlich, daß die Möglichkeit einer solchen — bisher nicht gebräuchlichen — Betrachtung im vorliegenden Versuch gegeben war. Der Einfluß der APF-Fütterung auf die Gruppen wird auch aus dieser Tabelle sichtbar.

Die *Ansatzwerte für Eiweiß und Fett* entstammen ebenfalls aus den Versuchsschlachtungen durch vollständige chemische Untersuchungen des gesamten Schweinekörpers.

In Gruppe I fand wegen des sehr geringen Angebotes an Futtereiweiß eine optimale Verwertung beim Eiweißansatz statt. Dabei verursachte der qualitativ und quantitativ geringwertige Eiweißanteil den sehr hohen Kalorienverlust von fast 63% bei der Fettbildung.

Sehr bedeutungsvoll sind die Gruppen II und III, in denen nur Beta-Mehl zum Futter der Gruppe I beigegeben wurde. Die Eiweißverwertung verändert sich nicht. Dies ist eine ganz natürliche Erscheinung, da das Angebot an Eiweiß durch das Beta-Mehl keine ins Gewicht fallende Änderung erfuhr. Betrachten wir dagegen die Zahlen für die Verluste beim Fettansatz, wird die Auswirkung des APF-Futtermittels deutlich in der Senkung von 62,90% auf 53,87% und 53,34% Verlust. Parallel dazu geht die *Verkürzung der Mastzeit, die Verbesserung der Verwertungszahl und des Gesamtkalorienverlustes.* Die Erklärung für diese Erscheinung ist wahrscheinlich in der qualitativen Verbesserung des pflanzlichen Eiweißes des Kraftfutters und der Kartoffel bzw. im Eiweißersatz durch APF und B_{12} zu suchen, wobei die Höhe der Beta-Mehl-Gaben von 40 g (Gruppe II) und 80 g (Gruppe III) ohne Einfluß blieben. In Gruppe IV steigt der Verlust beim Eiweiß an durch ein reichlicheres Angebot. Beim Fettansatz liegt der Verlust normal. Beide Verlustzahlen werden eindeutig durch das Beta-Mehl gesenkt (Gruppe V). Eine Parallele dazu bilden die Gruppen VI und VII. Die Gruppe VIII läßt normale Verlustprozente erkennen, wobei im Vergleich zu Gruppe IV und VI die Eiweißausnutzungen erklärlicherweise besser waren bei fast gleichbleibenden Verlustprozenten in der Fettbildung.

Mit dieser eben angeführten Untersuchungsmethode ließe sich auch die von COLUMBUS, A.[3] geforderte Minimumeiweißnorm „Zur Erlangung erzielbarer Produktionsleistungen" ermitteln, „inwieweit das verdauliche Futtereiweiß unter Einbehaltung aller übrigen nach den inneren Stoffwechselgesetzen benötigten Nährstoffkomponenten vom Organismus ausgewertet werden kann".

Bei den *anatomischen Feststellungen der Ausschlachtung* konnten keine bemerkenswerten Unterschiede im Anteil der Teilstücke und in der Qualität in Zusammenhang mit der Beta-Mehl-Verfütterung gebracht werden. Der Eiweißgehalt bzw. der Stickstoffansatz war bei den Beta-Mehl-Gruppen nicht höher entgegen den Vorstellungen, die man mit der APF- und B_{12}-Wirkung an Schweinen in Verbindung bringt[9, 15]. Zur endgültigen Klärung dieser Frage müßten junge Tiere im Gewicht von 70—80 kg geschlachtet werden.

Im Hinblick auf die Untersuchungen an den *inneren Organen* ist zu erwähnen, daß nur die in Tabelle VII aufgeführten Ergebnisse bemerkenswert sind. So zeigen die Lebern der Schweine mit Beta-Mehl bzw. mit Eiweißfutterbeigabe eine Gewichtserhöhung gegenüber der Vergleichsgruppe I. Zu

Tabelle VII

Gruppe	Leber-gewicht g	Dünndarm-länge m	Dickdarm-länge m	Dickdarm-volumen Ltr.
I	1484	18,80	4,45	7,7
II	1776	18,49	5,55	9,9
III	1766	19,31	5,98	11,0
IV	1985	19,45	5,58	11,4
V	1842	19,32	5,71	11,3
VI	1675	18,60	5,59	11,4
VII	1948	19,18	5,40	11,0
VIII	1873	21,31	5,33	10,0

einem ähnlichen Ergebnis kam bereits WENIGER, J. H.[16] bei einer Gegenüberstellung eiweißreich- bzw. eiweißarm ernährter Schweine. Es besteht vermutlich ein Zusammenhang zwischen der Höhe der verdaulichen Eiweißmenge im Futter und dem Lebergewicht der Schweine, wobei APF und B_{12} anscheinend in derselben Richtung wirkt wie eine ausreichende Eiweißgabe.

Die *Dünndarmlänge* wurde, wie ersichtlich, durch die Fütterung in keiner Weise beeinflußt. Anders liegen die Verhältnisse beim *Dickdarm*, welcher in den Vergleichsgruppen II—VIII eine Verlängerung erfuhr gegenüber der Vergleichsgruppe I. Am Dickdarmvolumen waren die gleichen Verhältnisse zu erkennen, wobei darauf hingewiesen werden muß, daß das Dickdarmvolumen mit der Dickdarmlänge in keiner Beziehung steht, sondern hauptsächlich abhängig ist vom Querschnitt desselben. Eine Erklärung für die veränderte Dickdarmausbildung konnten wir nicht finden. Zusammenhänge zwischen Dickdarmlänge und -volumen zur Futterverwertung innerhalb der Vergleichsgruppen bestanden nicht. Die Volumenmessungen wurden in Verbindung mit anderen Fragestellungen, über die auch MANGOLD, E.[7] arbeitete, durchgeführt.

Abschließend kann gesagt werden, daß nach den ermittelten Versuchsergebnissen, zu denen wir durch verschiedene Auswertungsmethoden des Materials gelangt sind, die *APF- und B_{12}-Zufütterung in Form von „Beta-Mehl" sich als sehr wirksam zeigte.*

Zusammenfassung

1. Einleitend wird auf Grund einiger Literaturangaben auf den APF-Komplex und das Vitamin B_{12} eingegangen. Es werden Versuchsergebnisse bei Verfütterung dieser Wirkstoffe angeführt, die zu wechselhaftem Erfolg geführt haben. Der APF-Komplex enthält eine ganze Reihe von Wirkstoffen, von denen bisher nur das Vitamin B_{12} isoliert werden konnte. Reines Vitamin B_{12} allein verfüttert brachte keine merkliche Leistungssteigerung.
2. Als APF- und Vitamin B_{12}-Quellen kennen wir bis jetzt verschiedene, von denen für die Tierfütterung der Fischsaft oder Fischextrakt, ein Abfallprodukt aus der Fischmehlherstellung, zur Zeit die wichtigste ist. Besonders das Schwein ist an eine Aufnahme dieser Wirkstoffe gebunden, während die Wiederkäuer und das Pferd autark bezüglich dieser Versorgung sind und APF im Verdauungstraktus synthetisieren können.

3. Die Frage der Kotverfütterung von Kuh und Pferd an Schweine wird gestreift, da man die oben genannten Wirkstoffe in diesen Exkrementen nachweisen konnte. Trotz der guten Erfolge der Kotbeigaben zum Mastfutter wird wegen der gesundheitlichen Gefahren vor dieser Art der Wirkstoffverabreichung dringend gewarnt.
4. In beschriebenem Mastversuch mit 32 Schweinen kam das Präparat „Beta-Mehl" zur Verfütterung, ein Nebenprodukt der Fischmehlfabrikation. Über die leistungssteigernde Wirkung dieses Präparates wurde schon von anderen Autoren berichtet [4, 14]. Die Gruppeneinteilung und die Fütterung ist aus Tabelle I ersichtlich.
Es sollte ermittelt werden, inwieweit das „Beta-Mehl" Hefe und pflanzliches Eiweiß in der Futterwirkung vollwertig machen kann. Ferner war zu untersuchen, ob und in welchem Maße durch das Beta-Mehl jegliche Zufütterung von tierischem oder pflanzlichem Eiweißfutter ersetzt wird und ob hierbei merkliche Unterschiede bei verschieden hoher Dosierung des Präparates auftreten. Eine Fütterungsgruppe nur mit Tierkörpermehl bei entsprechendem Grundfutter sollte das Bild gegenüber den Beta-Mehl-Gruppen abrunden.
Der Versuchszeitraum erstrecke sich über den Gewichtsabschnitt von 40—130 kg. Alle Versuchsschweine wurden im Schlachthaus des Institutes geschlachtet und anatomisch und chemisch untersucht.
5. Die Tabellen III und IV geben Auskunft über die tägliche Zunahme, die Mastzeit, die Verwertungszahl und den Trockenfutterverzehr. Die Ergebnisse liegen deutlich günstig für die „Beta-Mehl"-Gruppen. Die Gruppen mit Hefe und Erbsenschrot als Eiweißfutter erfahren in allen Daten durch Beta-Mehl eine merkliche Verbesserung. Auch die Gruppen, in denen zum Getreide- und Grundfutter ohne Eiweißfutter „Beta-Mehl" zugefüttert wird, liegen eindeutig besser. Die unterschiedliche Gabe von 40 und 80 g Beta-Mehl macht sich in der Leistung nicht bemerkbar.
6. Die Ausschlachtung der Schweine wurde nach der im hiesigen Institut entwickelten Methode vorgenommen. Die Tiere wurden vollständig analysiert, so daß uns der gesamte Nährstoffgehalt des ganzen Schweinekörpers, einschließlich der Innereien, Knochen, Schwarten, Borsten, Blut usw. bekannt war (Tab. V). Durch die Ausschlachtung leichter Schweine im Mastanfangsgewicht wurde deren Nährstoffgehalt ermittelt und dieser nach entsprechender Interpolation von dem der Versuchsschweine subtrahiert. Dadurch wurde die chemische Zusammensetzung des Zuwachses während der Mastzeit ermittelt.
7. Der Nährstoffgehalt des Zuwachses wird auf der Basis der Kalorien den verdaulichen Nährstoffen des Versuchsfutters gegenübergestellt. Diese Zahlen in Tabelle V geben einen tieferen Einblick in die Futterverwertung der Schweine als nach den bisher üblichen Beurteilungsmethoden. Die Ergebnisse liegen wiederum günstiger bei den Gruppen mit der Wirkstoffbeigabe.
8. Da die stoffliche Zusammensetzung bei der in Punkt 7 genannten Kalorienverlustrechnung keine Berücksichtigung findet, wurde diese Rech-

nungsart in Tabelle VI für die Verluste beim Eiweiß- und Fettansatz getrennt vorgenommen. In beiden Tabellen kommt es zu bemerkenswerten Gegenüberstellungen. Die bessere Futterausnutzung durch APF-Beigabe geht auch aus Tabelle VI hervor.

9. Eine Wirkung des „Beta-Mehls" auf die Schlachtqualität lag nicht vor. Veränderungen an den inneren Organen waren nur bei der Leber und in der Dickdarmlänge und im Dickdarmvolumen festzustellen (Tabelle VII).
10. Durch die verschiedenen Auswertungsmethoden des Materials kamen wir zu vielseitigen und übereinstimmenden Ergebnissen, die die Zufütterung von APF und Vitamin B_{12} in Form von „Beta-Mehl" als sehr wirksam erkennen lassen.

Literatur

[1] BARTSCH, F.: Die Auswirkung der Vitamine in der Geflügelfütterung unter besonderer Berücksichtigung von Vitamin B_{12} und der Antibiotika-Zusätze. Tierzucht 1953, H. 3, S. 94—96.

[2] BLAU, G.: APF-Beigaben in der Schweinemast. Tierzüchter 5. Jg., H. 6, 1953, S. 137—139.

[3] COLUMBUS, A.: Die Variabilität der biol. Eiweißwertigkeit unter verschiedenen Bedingungen nach Stoffwechselversuchen an wachsenden Schweinen. Arch. f. Tierernährung Bd. 1, 1951, S. 37.

[4] FISCHER, H.: Fütterungsversuch mit „Betapan". Tierzucht 1951, H. 2, S. 32.

[5] KIRSCH, W.: zit. Prof. J. MOUSTGAARD (Dän.) gibt Zahlen für den Vitamin B-Bedarf wachsender Schweine und den Vitamin B-Gehalt der wichtigsten Futtermittel. Futter u. Fütterung Nr. 23, 1952, Beilage z. Tierzüchter H. 20, 1952.

[6] LENKEIT, W., M. BECKER, E. WOLDAN ud E. LAGNEAU: Untersuchungen über Fischextrakt bzw. Fischbrühe. Journal f. Landwirtschaft Bd. 87, 1940, S. 275—289.

[7] MANGOLD, E.: Die Verdauung bei den Nutztieren. Akademie-Verlag, Berlin 1950.

[8] NORDFELDT, S.: Försök und antibiotika och Vitamin B_{12} till dräktiga och digivande modersuggor und smagrisar. Kungl. Lantbrukshögskolan och Stantens Lantbruks försök. Statens Husdjursförsök, Särtryck och förhandsmeddelande Nr. 94, 1952.

[9] RICHTER, K., V. L. CRANZ, G. LEZIUS: Über die Wirkung von APF-Beigabe in der Schweinemast. Züchtungskunde Bd. 23, H. 6, 1952, S. 263—273.

[10] RICKES, E. L., N. G. BRINK, F. R. KRONIUSZY, T. R. WOOD und K. FOLKERS: Science 107, 396, 1948.

[11] SCHLOLAUT, W. und E. KULPE: Tastversuch über die Wirkung von Beta-Mehl bei Wiederkäuern. Tierzucht 1953, H. 1, S. 15—16.

[12] SMITH, E. L.: Natur 161, 638 (1948).

[13] STAHL, W., FRIEDRICH, E.: Versuche mit eingedickter Fischbrühe (Fischextrakt) in der Schweinemast. Journal f. Landwirtschaft Bd. 87, 1940, S. 290—297.

[14] STAHL, W., E. WIESENER und E. ZEMBKE: Ein orientierender Fütterungsversuch mit Beta-Mehl. Tierzucht 1952, H. 5, S. 155—156.

[15] TRAUTMANN, A. und H. HILL: Vitamin B_{12} Animal-Protein-Faktor und Antibiotika als Wachstumsfaktoren, mit Versuchen an Schweinen. Arch. f. Tierernährung Bd. 2, H. 4, 1952, S. 199—209.

[16] WENIGER, J. H.: Untersuchungen über die Futterverwertung verschiedener Schweinerassen bei unterschiedlicher Ernährung. Kühnarchiv Bd. 67, H. 2, 1953.

[17] WENIGER, J. H. und K. FUNK: Ausschlachtungsversuche und Schlachtmethoden an Schweinen unter Berücksichtigung ihrer Futterverwertung. Arch. f. Tierernährung Bd. 3, H. 5, 1953.

[18] WUSSOW, W. und J. H. WENIGER: Ein Versuch über die Versorgung der Schweine mit APF und Vitamin B_{12} durch Beigabe von Pferde- und Rinderkot zum Mastfutter. Handschriftlich Halle 1952.

[19] WUSSOW, W., K. FUNK und J. H. WENIGER: Die Verdaulichkeit von Futterhefe verschiedener Herkunft bei der Verfütterung an Schweine. Arch. f. Tierernährung Bd. 2, H. 5, 1952, S. 286—91.

Aus dem Institut für Tierernährung der Forschungsanstalt für Landwirtschaft
in Braunschweig-Völkenrode
(Direktor Prof. Dr. K. RICHTER)

HEINZ DREYER

UNTERSUCHUNGEN ÜBER DEN EINFLUSS VON VITAMIN B_{12} UND APF AUF DEN EIWEISSTOFFWECHSEL *

I. Einleitung

Die Bedeutung des Eiweißes in der Ernährung des Menschen und der höheren Tiere liegt in seinen strukturellen Bestandteilen, den Aminosäuren. Der Bestand an „essentiellen", unentbehrlichen Aminosäuren, d. h. solchen, die vom tierischen Organismus nicht oder nicht mit ausreichender Geschwindigkeit synthetisiert werden können, bedingt nach der herrschenden Anschauung die „biologische Wertigkeit" des Eiweißes und damit sein Verhalten im Stoffwechsel, die Fähigkeit, Körpereiweiß aufzubauen oder zu ersetzen usw. Hier liegt auch die Ursache dafür, daß viele Eiweißkörper tierischer Herkunft im Eiweißstoffwechsel besser verwertet werden als die meisten Pflanzeneiweiße.

Durch die Forschungsergebnisse der jüngsten Vergangenheit schienen diese, bislang als sicher geltenden Vorstellungen einer Revision zu bedürfen, als es gelang, im Tierkörper das Vorhandensein eines besonderen Faktors nachzuweisen, der seinem Fundort entsprechend die Bezeichnung „animal protein factor" (APF) erhielt. In pflanzlichen Eiweißträgern ist er praktisch nicht vorhanden. Es zeigte sich, daß APF ein Vitaminkomplex ist, als dessen Hauptkomponente sich das 1948 von RICKES [23] und LESTER SMITH [17] etwa zur gleichen Zeit isolierte Vitamin B_{12} herausstellte. In einer großen Zahl von Fütterungsversuchen wurde die Wirkung einer Ergänzung von pflanzlichem Eiweiß durch die verschiedensten, inzwischen im Handel erschienenen APF-Konzentrate erprobt und zum Teil erhebliche Verbesserungen der Gewichtszunahmen und Futterausnutzung gegenüber rein pflanzlichem Eiweiß festgestellt.

Wenn es sich bei den erhöhten Zunahmen um eine echte Wachstumssteigerung handelt, dann muß dem APF bzw. Vitamin B_{12} ein Einfluß auf den Eiweißstoffwechsel zugeschrieben werden. Zur Klärung dieser Frage beizutragen, war die Aufgabe der vorliegenden Arbeit. Aus Platzmangel muß auf einen Überblick über die Entwicklung der bisherigen APF-Forschung verzichtet werden; es sei daher auf die Zusammenfassungen von ZUCKER [35] und LESTER SMITH [18] verwiesen, die auch ein umfangreiches Literaturverzeichnis enthalten.

*) Eine ausführlichere Darstellung der vorliegenden Untersuchungen ist 1952 bei der Landw. Fakultät der Universität Göttingen niedergelegt.

Der *Versuchsplan* sah folgende drei Versuchsreihen vor: Als erste orientierende Prüfung über die Auswirkung von APF- und B_{12}-Zusätzen zu solchen Futterrationen, die unter deutschen landwirtschaftlichen Verhältnissen üblich sind, wurde ein *Schnellmastversuch mit Schweinen* angesetzt, in dem unter anderem auch verschiedene, technisch hergestellte APF-Präparate verfüttert werden sollten. Weiterhin wurde in *N-Bilanzversuchen* der Einfluß von APF und Vitamin B_{12} auf die N-Retention geprüft, und zwar bei *Schweinen* verschiedenen Alters und bei *Ratten*. Eine Reihe von *Wachstumsversuchen an Ratten* mit verschiedenen Zusätzen sollte schließlich einen Einblick in die Bedingungen ermöglichen, unter denen APF zur maximalen Wirkung gelangt. Durch Analyse ganzer Tiere am Ende des Versuches wurden die Bestandteile des Zuwachses erfaßt und damit weitere Schlüsse auf die Wirkung von APF möglich.

Als Eiweißträger diente vor allem Sojaschrot, daneben aber auch Erbsen und Bohnen, deren Eiweiß als biologisch minderwertig bekannt ist.

II. Orientierender Schnellmastversuch mit Schweinen

52 Tiere der veredelten Landschweinrasse (Hoyaer Zucht) wurden nach den üblichen Richtlinien gleichmäßig so auf sechs Gruppen verteilt, daß zwei Gruppen mit je acht und vier Gruppen mit je neun Tieren entstanden. Aus den letzteren größeren Gruppen wurde aber im Laufe des Versuches je ein Tier ausgeschieden und damit in jeder Gruppe die gleiche Zahl von 8 Tieren zur Auswertung gebracht. Der Versuch erstreckte sich über 18 Wochen (20. 3. bis 24. 7. 1951).

Als Grundfutter erhielten die Tiere die ersten $10^1/_2$ Wochen frisch gedämpfte, anschließend gedämpfte eingesäuerte Kartoffeln bis zur Sättigung. Je Tier und Tag wurde 1 kg eines Beifutters gegeben, dessen Zusammensetzung aus Tabelle 1 zu ersehen ist.

Tabelle 1. *Bestandteile des Beifutters (in g)*

	Gruppe I	Gruppe II—V	Gruppe VI
Milocorn	685	645	620
Fischmehl	150	50	—
Sojaschrot, extr.	150	275	340
kohlensaurer Futterkalk	15	—	—
Kalkmischung *)	—	30	40
Mineralsalzmischung **)	—	0,2	0,2
Lebertranemulsion	—	10	15
Fischextrakt	—	—	40

*) Zusammensetzung: 80% kohlens. + 20% phosphors. Futterkalk.

**) Zusammensetzung: 500 g Na_2SO_4, 500 g $FeSO_4$, 250 g MgO, 100 g $CuSO_4$, 5 g $Co(NO_3)_2$, 5 g KJ Fe : Cu : Mn : Co = 100 : 20 : 20 : 1.

Kartoffeln und Beifutter wurden täglich eingewogen und den Tieren nach dem jeweiligen Tränken in zwei Tagesmahlzeiten trocken gereicht. Die Schweine wurden in wöchentlichen Abständen einzeln gewogen.

Gruppe I sollte als *Normalgruppe* mit einem in vielen Mastversuchen bewährten Eiweißbeifutter gelten. In den Gruppen II—V wurde der Anteil an Eiweiß tierischer Herkunft (Fischmehl) auf ein Drittel herabgesetzt. Die Ergänzung wurde durch Sojaschrot entsprechend den Gehalten an verdaulichem Reineiweiß vorgenommen. Gruppe II erhielt als sogenannte „*Mangelgruppe*" keinen weiteren Zusatz, dagegen Gruppe III je Tier und Tag 20 γ (Mikrogramm) *kristallines Vitamin* B_{12}, Gruppe IV 0,8 g APF I (Deutsche Versuchsherstellung) und Gruppe V 0,8 g APF II (von der amerikanischen Firma Merck). Beide Präparate sollten nach Angabe der Hersteller die gleiche Konzentration Vitamin B_{12} enthalten. In Gruppe VI wurde alles Fischmehl durch Sojaschrot ersetzt, als APF-Quelle wurde dazu eine Menge von 2% der Futtertrockenmasse an eingedicktem *Fischextrakt* (im Durchschnitt etwa 40 g täglich) gegeben.

Die Höhe der APF-Zulage wurde unter der Annahme eines täglichen Bedarfes von etwa 30 γ (auf Vitamin B_{12} berechnet) je Tier gewählt. Dieser Wert ergibt sich aus den Arbeiten von ANDERSON und HOGAN [1], sowie von NESHEIM u. a. [21]. Durch die Fischmehlgabe von 50 g je Tier und Tag in den Gruppen II—V werden schätzungsweise etwa 10 γ Vitamin B_{12} zugeführt.

Der notwendige Ausgleich sonstiger Futterbestandteile zur Vermeidung irgendwelcher Mängel an anderen Ergänzungs- und Schutzstoffen wurde in folgender Weise vorgenommen: Zulagen an kohlensaurem und phosphorsaurem Futterkalk erfolgten entsprechend dem Gehalt der Futtermittel an Ca und P; die Gruppen II—VI erhielten je nach ihrer Versorgungslage eine Ergänzung an NaCl und an Spurenelementen sowie zum Ausgleich der Vitamin A- und D-Versorgung kleine Gaben von Lebertran in Emulsionsform. Bei der Normalgruppe wurden derartige Zusätze für unnötig gehalten. Der Versuch dauerte 126 Tage. Das Versuchsergebnis zeigt Tabelle 2.

Die Herabsetzung der Fischmehlgaben auf $^1/_3$ (50 g) täglich hat in der „Mangelgruppe" trotz gleichbleibender Zufuhr an verdaulichem Eiweiß eine deutliche Senkung der Gewichtszunahmen und eine Verschlechterung der Futterverwertung zur Folge. Das gleiche Resultat ergab sich bei Gruppe III, bei der lediglich reines, kristallines Vitamin B_{12} zugelegt wurde. Vitamin B_{12} ohne die anderen Faktoren des APF-Komplexes ist also, jedenfalls in den Versuchen der vorliegenden Art, *unwirksam.*

Die beiden mikrobiologisch gewonnenen, konzentrierten APF-Präparate zeigten unterschiedliche Wirkung. Präparat I brachte zwar in Gruppe IV eine gewisse Erhöhung der Gewichtszunahmen gegenüber der Mangelgruppe, jedoch keine Verbesserung der Futterverwertung. Dagegen erreichte Gruppe V mit dem amerikanischen Präparat APF II fast die Normalgruppe hinsichtlich der Futterverwertung und übertraf sie sogar noch etwas in den Gewichtszunahmen.

Besondere Beachtung verdient das Ergebnis der Gruppe VI, die ganz ohne Fischmehl gehalten wurde. Es ist dem der Normalgruppe fast gleich. Die Wirkung der relativ kleinen Fischextraktgabe kann unmöglich auf einer tatsächlichen Eiweißzufuhr beruhen, denn das Produkt enthält zwar 31% Rohpro-

Tabelle 2.

a) Durchschnittliche Gewichtsentwicklung

Gruppe	I Normal	II Mangel	III B_{12}	IV APF I	V APF II	VI Fischextr.
Anfangsgewicht	24,8	25,8	26,4	27,0	26,0	26,9 kg
Endgewicht	102,0	98,2	97,2	101,7	105,3	103,6 kg
Gesamte Zunahme	77,2	72,4	70,8	74,7	79,3	76,7 kg
Tägliche Zunahme	613	575	562	593	629	609 g
Dieselbe auf die Normalgruppe bezogen	100	94	92	97	103	99 %
b) Nährstoffaufnahme je Tier und Tag						
Verd. Reineiweiß	231	234	234	238	239	245 g
Ges. Nährstoff	1835	1825	1831	1909	1917	1866 g
c) Futter- und Nährstoffverbrauch zur Erzeugung von 100 kg Zuwachs						
Kartoffeln	941	994	1023	1037	982	965 kg
Milocorn	111,8	112,2	114,8	108,8	102,5	101,9 kg
						Fischextr.
Fischmehl	24,5	8,7	8,9	8,4	7,9	6,7 kg
Sojaschrot	24,5	47,9	48,9	46,4	43,7	55,9 kg
Verd. Reineiweiß	37,7	40,7	41,6	40,1	38,0	40,2 kg
Ges. Nährstoff	299	318	326	322	305	307 kg
Derselbe auf die Normalgruppe bezogen	100	106	109	108	102	102,5 %

tein, es finden sich aber unter den N-haltigen Stoffen sehr viel nichteiweißartige Verbindungen, außerdem aber größtenteils Leimstoffe*). Die geringe biologische Eiweißwertigkeit dieser Materialien ist bekannt. Auch eine direkte Ergänzungswirkung zum Haupteiweißträger der Ration, dem Sojaschrot, ist unwahrscheinlich, denn *sowohl im Fischextrakt wie im Sojaschrot* sind Cystin, Methionin und Tryptophan die im Minimum befindlichen und damit limitierenden Aminosäuren. Der Einfluß des Fischextraktes muß deshalb auf seinem Wirkstoffgehalt beruhen. Der Vitamin B_{12}-Gehalt betrug nach Angabe des Lieferanten 1 mg pro kg, die tägliche Ration je Tier und Tag enthielt also etwa 40 γ B_{12}.

Für die weitere Beurteilung der APF-Wirkung ist die *Gewichtsentwicklung in den einzelnen Versuchsabschnitten* von Bedeutung. Tabelle 3 zeigt die für Intervalle von je zwei Wochen eingetragenen durchschnittlichen Zunahmen und die entsprechenden Anfangsgewichte.

Bis zur 8. Versuchswoche bleiben die täglichen Zunahmen der Gruppe II (ohne Zusatz) und III (Vitamin B_{12}) um etwa 100 g hinter denen der anderen zurück — mit Ausnahme von Gruppe IV, deren APF-Zusatz (deutsche Versuchsherstellung) sich überhaupt als weniger wirksam herausgestellt hat. Im Anschluß an diese Periode, also etwa nach Erreichen der 50 kg-Grenze, sind die Zunahmen in allen Gruppen ziemlich gleich.

*) s. a. die eingehenden Analysen von Fischextrakten bei: BECKER, M., Züchtungskunde *22*, *266*, 1951.

Tabelle 3.

a) Anfangsgewicht in jeder 2. Woche in kg

Versuchs-abschnitt	1	2	3	4	5	6	7	8	9
Gr. I	24,8	31,4	38,1	44,4	52,1	61,8	72,0	83,8	92,7
Gr. II	25,8	30,4	35,8	41,7	48,2	58,5	68,8	79,9	89,0
Gr. III	26,4	30,8	36,2	41,9	48,1	57,9	68,3	79,1	88,9
Gr. IV	27,0	33,3	38,3	44,3	51,8	62,3	72,8	83,4	93,1
Gr. V	26,0	32,0	38,4	46,2	53,7	62,8	74,3	86,3	96,1
Gr. VI	26,9	32.3	37,9	44,9	52,6	62,3	73,8	84,7	94,6

b) tägliche Zunahmen innerhalb von je 2 Wochen in g

Versuchs-abschnitt	1	2	3	4	5	6	7	8	9
Gr. I	471	479	450	550	693	729	843	636	664
Gr. II	329	386	421	464	736	736	793	650	657
Gr. III	314	386	407	443	700	743	771	700	593
Gr. IV	450	357	429	536	750	750	757	693	614
Gr. V	429	457	557	536	650	821	857	700	657
Gr. VI	386	400	500	550	693	821	779	707	643

Zusammenfassend lassen sich aus den *Resultaten des Mastversuches* folgende Schlußfolgerungen ziehen:

1. Reines, kristallines Vitamin B_{12} war absolut unwirksam im Sinne einer APF-Wirkung. Es beeinflußte weder die Gewichtszunahme noch die Futterverwertung im positiven Sinne, verglichen mit einer Mangelfütterung ohne Zusatz.

2. APF-Konzentrate verschiedener Herkunft mit angeblich gleichem Gehalt an Vitamin B_{12} erwiesen sich nicht als gleichwertig, vermutlich wegen unterschiedlichen Anteils nicht bestimmbarer Ergänzungsfaktoren.

3. In den vorliegenden Versuchen zeigte sich der Einfluß aktiver APF-Präparate mehr in einer Erhöhung der täglichen Zunahmen als in einer Verbesserung der Futterverwertung.

4. APF-Mangel wirkte sich im Stadium der größten Wachstumsintensität am Anfang der Schnellmast am deutlichsten aus. Eine Zulage an APF ist demnach bei jüngeren Schweinen wirksamer als später. Mit zunehmendem Alter der Tiere scheint der Bedarf daran geringer zu werden, jedenfalls verschwinden die anfangs beobachteten Mangelerscheinungen weitgehend.

III. Stickstoff-Bilanzversuche an Schweinen und Ratten

1. Methodik. Mit Hilfe von N-Stoffwechselversuchen sollte es unternommen werden, die Wirkung des APF bzw. Vitamin B_{12} auf den Stickstoffansatz und damit auf den Eiweißstoffwechsel festzustellen. Dabei sollten zunächst die üblichen N-Bilanzmethoden zur Ermittlung der biologischen Wertigkeit nach dem Thomas-Mitchell-Verfahren (THOMAS [34], MITCHELL [20], SCHIFTAN [30]) Anwendung finden. Sie wurden derart modifiziert, daß bei absolut gleichen Futterrationen (in der Grundlage) eine Versuchsserie ohne Zusatz blieb, während die Tiere einer anderen reines Vitamin B_{12} und die einer dritten ein APF-Präparat als Futterzusatz erhielten. Bei der Versuchsanordnung wurde besondere Beachtung auf die Einhaltung aller Bedingungen gelegt, die nach der Literatur und den im Institut vorliegenden umfangreichen Erfahrungen notwendig sind, um für die biologische Wertigkeit des zu untersuchenden Eiweißes verläßliche und reproduzierbare Resultate zu erlangen. Hierzu gehören u. a. *normale Fütterungs-* und *Haltungsbedingungen, Deckung des Vitamin- und Mineralstoffbedarfes,* Beschränkung des Nahrungseiweiß strikt auf das zu untersuchende, und Einhaltung einer *gleichmäßigen Konzentration* (in den vorliegenden Arbeiten durchweg 12% Roheiweiß entsprechend etwa 10% verdaulichem Roheiweiß), *ausgeglichenes Säure-Basenverhältnis, konstanter Rohfasergehalt* und ausreichende *Vorfütterungszeit* mit *APF-freiem Futter,* damit etwaige Reserven an APF bei Versuchsbeginn keine Rolle mehr spielen.

2. *Versuche an Schweinen.* Zur Durchführung der Versuche standen 8 Stoffwechselboxen, etwa nach der Art der im Berliner Institut für Tierernährungslehre (BARTELS [2]) zur Verfügung. Die damit verbundene Möglichkeit einer Verwendung der Tiere in drei Serien nebeneinander, nämlich eine ohne Zusatz, eine mit Vitamin B_{12}, und eine mit APF-Zulage, war von besonderem Wert, da nach Untersuchungen von BELL und LOOSLI [3] und umfangreichen, noch nicht veröffentlichten Versuchen an Ratten im hiesigen Institut auch das Alter und damit das Wachstumsstadium einen Einfluß auf die Versuche zur Bestimmung der biologischen Wertigkeit haben.

Insgesamt wurden 4 N-Bilanzversuche vorgenommen, und zwar zwei mit älteren und zwei mit jungen Schweinen. Von den Ergebnissen können hier nur Übersichtstabellen gebracht werden; ausführliche Versuchsprotokolle sind im Institut für Tierernährung der FAL niedergelegt.

Versuch 1. Extrahiertes Sojaschrot.

Sojaschrot war deswegen von besonderem Interesse, weil es das Haupteiweißfutter in amerikanischen Rationen darstellt, und weil mit ihm bisher auch fast alle APF-Untersuchungen vorgenommen worden sind.

Das Ergebnis zeigt Tabelle 4 (S. 246) Die b. W. stimmt bei allen Tieren sehr gut überein. Weder Vitamin B_{12} noch APF hat eine Erhöhung der b. W. bewirkt. Dabei ist der Durchschnittswert von 73 für Sojaeiweiß der gleiche wie der von COLUMBUS [8] ermittelte.

Versuch 2. Palerbsen.

Um die Prüfung von APF und Vitamin B_{12} auf eine möglichst breite Basis zu stellen, war es von besonderem Interesse, auch ein Eiweiß minderer Qualität heranzuziehen, wie es z. B. die Erbse bietet. Wie aus Tabelle 5 ersichtlich (s. S. 246), stimmen die b. W. wieder gut überein und haben auch die für Erbsen bekannte Höhe. Lediglich Schwein III weist eine niedrigere b. W. auf. Eine Steigerung der b. W. durch APF läßt sich nicht erkennen. Etwas höher liegt die Serie, welche kristallines Vitamin B_{12} erhielt, aber Schwein V erreicht auch ohne Zusatz den gleichen Wert, so daß auch bei Erbseneiweiß

Tabelle 4. *Bilanzversuch 1: extrahiertes Sojaschrot*

Serie *)	Schwein Nr.	Gewicht kg	tgl. Zunahmen g	Verdauungswerte Tr.Subst.	Verdauungswerte Rohprot.	N-Zufuhr g	N-Ausscheidung im Harn g	N-Ausscheidung im Kot g	N-Bilanz g	Biolog. Wertigkeit
ohne Zusatz	I	66,1	94	87,9	84,3	27,69	9,541	4,35	+ 13,799	74,4
	II	53,0	313	87,8	83,1	27,69	8,756	4,67	+ 14,264	74,2
	III	60,1	188	87,9	84,8	27,69	10,440	4,21	+ 13,040	71,2
krist. Vit. B_{12}	IV	57,1	188	87,9	83,0	27,69	9,387	4,69	+ 13,613	71,2
	V	59,5	219	89,7	86,2	27,69	10,552	3,83	+ 13,308	71,6
APF II (30 γ B_{12}) **)	VII	56,3	250	87,7	81,7	27,69	9,124	5,08	+ 13,486	73,2
	VIII	63,7	63	88,5	83,8	27,69	9,807	4,49	+ 13,393	72,9

*) Die Bezeichnung *Serienversuche* im Gegensatz zu *Gruppen*versuchen wird gewählt, um auszudrücken, daß jedes Tier im Einzelversuch geprüft wurde.

**) In dieser Serie wurde ein Schwein (VI) wegen Befalls mit Askariden ausgeschieden.

Tabelle 5. *Bilanzversuch 3: Palerbsen*

Serie	Schwein Nr.	Gewicht kg	tgl. Zunahmen g	Verdauungswerte Tr.Subst.	Verdauungswerte Rohprot.	N-Zufuhr g	N-Ausscheidung im Harn g	N-Ausscheidung im Kot g	N-Bilanz g	Biolog. Wertigkeit
APF II (30 γ B_{12})	I	84,8	438	91,4	82,4	32,903	16,550	5,820	+ 10,533	55,2
	II	75,1	375	91,0	79,4	32,903	15,299	6,787	+ 10,817	55,8
	III	78,5	500	90,5	84,1	32,903	17,972	5,225	+ 9,706	51,9
ohne Zusatz	IV	76,1	375	88,4	81,1	32,903	15,495	6,224	+ 11,184	55,4
	V	78,8	344	91,6	84,8	32,903	16,141	5,000	+ 11,762	59,2
krist. Vit. B_{12} (30 γ)	VI	76,5	406	91,7	83,6	32,903	15,137	5,410	+ 12,356	58,6
	VII	78,5	406	91,7	84,1	32,903	15,011	5,233	+ 12,659	59,0
	VIII	82,1	375	90,8	81,9	32,903	15,241	5,980	+ 11,682	59,6

keine Erhöhung der b. W. durch APF oder Vitamin B_{12} festgestellt werden kann.

Versuch 3. Sojaschrot mit jungen Schweinen.

In den bisherigen Versuchen wurden relativ alte Schweine benutzt. Es war daher wünschenswert, dieselben Versuche auch mit möglichst jungen Schweinen durchzuführen, um einen eventuellen Einfluß des Lebensalters auf die Wirkung von Vitamin B_{12} oder APF festzustellen. Das Ergebnis eines solchen Versuches zeigt Tabelle 6 (s. S. 248). Es muß festgestellt werden, daß es sich um ein anderes Sojaschrot handelt, das offenbar von minderer Qualität ist, wie die Zahlen für die b. W. ausweisen. Für Schwein VII und VIII liegen sie etwas höher als bei den anderen Schweinen.

Versuch 4.

Um gegebenenfalls eine Bestätigung der Ergebnisse aus Versuch 3 zu erhalten, in dem die Tiere mit APF-Zugabe eine geringe Erhöhung der b. W. aufwiesen, wurden noch einmal drei Schweine in den Versuch genommen. Die in Tabelle 7 zusammengefaßten Ergebnisse geben keinen Anhalt für eine Wirkung von APF im Sinne einer Erhöhung der biologischen Wertigkeit (s. S. 248).

3. *Versuche an Ratten.*

Im Anschluß an die Schweineversuche wurden N-Bilanzversuche mit Ratten durchgeführt, bei denen die in neuester Zeit veröffentlichte Theorie eines Zusammenhanges von Vitamin B_{12} mit der Methioninsynthese berücksichtigt werden sollte. OGINSKY [22] hatte die Fähigkeit von homogenisierten Lebern untersucht, Methionin aus einem Gemisch von Cholin und Homocystin oder Betain und Homocystin zu bilden. Die Lebern entstammten zu einem Teil Ratten, die einen Mangel an Vitamin B_{12}, zum anderen Teil solchen, die einen Zusatz gehabt hatten. Lebern von Vitamin B_{12}-Mangeltieren bildeten weniger Methionin als solche, die mit Vitmain B_{12} versehen waren. CUNHA u. a. [9] stellten in ihren Schweineversuchen fest, daß eine Zugabe von 0,3% Methionin zu einer Mais-Erdnußration eine ähnliche Wachstumssteigerung zur Folge hatte wie die Ergänzung der Grundration mit APF und vermuteten eine Beziehung zwischen APF und Methionin.

15 Ratten wurden nach Wurfzugehörigkeit, Geschlecht und Gewicht gleichmäßig auf drei Abteilungen verteilt, und einzeln in Stoffwechselkäfigen eigener Konstruktion untergebracht. Der Versuchsplan sah eine Gegenüberstellung der Wirkung von *Methionin-* und *APF-Zusatz* auf die b. W. von *Sojaeiweiß* vor.

APF II wurde in einer Menge von 0,02 g entsprechend 0,54 γ B_{12} je Tier und Tag gegeben. Verglichen mit den in der Literatur mitgeteilten Mengen, die 0,1 γ (FROST [11]), 0,125 γ (EMERSON [10]) oder 0,3 γ (SURE und EASTERLING [35]) betragen, ist diese Gabe reichlich bemessen.

Tabelle 6. *Bilanzversuch 4 mit jungen Schweinen: extrahiertes Sojaschrot*

Serie	Schwein Nr.	Gewicht kg	tgl. Zunahmen g	Verdauungswerte Tr.Subst.	Verdauungswerte Rohprot.	N-Zufuhr g	N-Ausscheidung im Harn g	N-Ausscheidung im Kot g	N-Bilanz g	Biolog. Wertigkeit
ohne Zusatz	I	27,7	167	85,3	79,4	18,550	6,651	3,830	+ 8,069	66,6
	II	26,0	206	84,3	74,3	18,550	6,347	4,778	+ 7,425	66,1
Krist. Vit. B_{12} (30 γ)	IV	23,5	200	83,3	74,2	18,550	6,368	4,791	+ 7,391	65,3
	V	27,5	200	85,2	79,9	18,550	6,578	3,725	+ 8,247	67,3
APF II (30 γ B_{12})	VII	26,9	235	84,9	79,3	18,550	6,078	3,849	+ 8,623	70,1
	VIII	26,8	233	83,2	78,2	18,550	5,895	4,052	+ 8,603	70,9

Tabelle 7. *Bilanzversuch 5: extrahiertes Sojaschrot*

Serie	Schwein Nr.	Gewicht kg	tgl. Zunahmen g	Verdauungswerte Tr.Subst.	Verdauungswerte Rohprot.	N-Zufuhr g	N-Ausscheidung im Harn g	N-Ausscheidung im Kot g	N-Bilanz g	Biolog. Wertigkeit
APF II (30 γ B_{12})	I	52,1	538	89,1	85,0	28,720	12,063	4,314	+12,343	61,7
	III	46,7	367	88,8	84,5	28,720	11,251	4,441	+13,028	64,0
ohne Zusatz	VIII	49,2	385	88,2	82,9	28,720	11,522	4,903	+12,295	62,6

Die Methioninzulage wurde aus der Differenz seines Anteils im Eiweiß von Vollei (4,1%), das als vollwertig angesehen wird und dem von Sojaeiweiß (2,0%) (BLOCK und MITCHELL [5]) errechnet. Tabelle 8 bringt eine Zusammenfassung der Ergebnisse.

Tabelle 8. *Ergebnisse der Stoffwechselversuche mit Ratten*

Serie	Tier Nr.	Gewicht g	V. w. für N	Biolog. Wertigkeit	Ø Biol. Wertigkeit
II (ohne Zusatz)	6	98,3	81,0	68,5	65,8
	7	91,3	83,1	60,6	
	8	98,6	84,7	71,3	
	9	88,9	79,8	63,0	
	10	88,1	78,6	65,4	
III (APF II) . .	11	100,2	83,2	68,2	65,6
	12	92,3	82,9	65,5	
	13	98,4	79,8	65,7	
	14	84,8	82,2	63,7	
	15	87,6	83,2	64,8	
I (Methionin) . .	1	94,3	85,1	79,5	76,2
	2	97,6	84,5	79,6	
	3	86,7	84,7	75,2	
	4	88,7	88,1	72,9	
	5	85,5	78,4	73,7	

Die Zufuhr von APF hat keine Erhöhung der b. W. bewirkt. Die Durchschnittswerte stimmen fast genau mit denen der Mangelgruppe überein. Dagegen erhöht eine Zulage von Methionin die b. W. eindeutig und ganz erheblich.

4. *Diskussion der Bilanzversuche und Schlußfolgerung*

In keinem der durchgeführten N-Bilanzversuche konnte eine Änderung der N-Retention nach Zufuhr von Vitamin B_{12} festgestellt werden. Dagegen schlossen CHARKEY u. a. [6] aus ihren Versuchen, daß Vitamin B_{12} die Ausnutzung der im Blut zirkulierenden Aminosäuren verbessert, denn sie fanden im Blut von Kücken mehr Nichteiweiß-N bei B_{12}-Mangel, als wenn die Tiere Vitamin B_{12} zur Grundration erhielten. Die Ration enthielt allerdings jodiertes Casein, und in diesem Zusammenhang ist eine Arbeit von RUPP u. a.[26] von Interesse, in der der Einfluß von Vitamin B_{12} auf die N-Bilanz in normalen Ratten und solchen mit einem Überschuß an Schilddrüsenhormonen untersucht wird: Wenn die Ratten kein Thyroxin erhielten, beeinflußte Vitamin B_{12} weder das Körpergewicht noch die N-Exkretion. Bei Thyroxinzufuhr konnte Vitamin B_{12} die Gewichtsabnahme nicht verhindern, der N-Verlust wurde aber verringert.

Über N-Bilanzversuche mit Vitamin B_{12} waren im übrigen in der Literatur bislang nur zwei kurze Mitteilungen zu finden. HENRY und KON [13] ermittelten die b. W. von gereinigtem Casein an Ratten mit 82,2 gegenüber 89,7 bei Vitamin B_{12}-Zugabe. Ob die Tiere, die vor dem Versuch zur schnelleren Erschöpfung der B_{12}-Reserven Schilddrüsen-Pulver erhielten, dieses auch in der Versuchsration zu sich nahmen, läßt sich aus dem Bericht nicht ersehen.

CHOW und BARROWS[7] arbeiteten mit einer Sojaration an Ratten über einen Zeitraum von 6—8 Wochen. Sie stellten bei Vitamin B_{12}-Zufuhr zwar ein besseres Wachstum, aber keine erhöhte N-Retention fest und schlossen daraus auf einen Zusammenhang von Vitamin B_{12} mit dem Kohlenhydrat- oder Fettstoffwechsel.

APF hat bei vorgeschrittenem Wachstum nach den vorliegenden Versuchsergebnissen keinen Einfluß auf die N-Retention — weder beim relativ hochwertigen Sojaeiweiß, noch bei dem minderwertigen Eiweiß der Erbse —. Dagegen konnte bei *jungen Schweinen* mit noch intensivem Wachstum eine geringe Erhöhung der b. W. von Sojaeiweiß festgestellt werden. Da im Sojaprotein Methionin die limitierende Aminosäure darstellt, kann angenommen werden, daß ein Mehrangebot an Methionin die Erhöhung der b. W. bewirkt hat, daß also APF eine Methioninsynthese bis zu einem gewissen Grade möglich macht. Darüber wird im nächsten Abschnitt noch mehr zu sagen sein. Indessen ist schwer zu erklären, weshalb diese Wirkung nur beim jungen Organismus zum Ausdruck kommt. Vermutlich ist der Aminosäurebedarf von jungen, intensiv wachsenden Tieren differenzierter als bei älteren, wie auch aus Versuchen von LIEBSCHER (zitiert nach HOCK[15]) hervorgeht.

Im Stoffwechselversuch mit *Ratten* konnte nach APF-Zufuhr keine Änderung der N-Retention festgestellt werden.

IV. Aufzucht- und Wachstumsversuche mit Ratten

1. Versuchspläne.

Der besondere Vorteil von Aufzuchtversuchen liegt in der Möglichkeit, die Wirkung eines Futters bzw. eines Futterzusatzes über einen längeren Zeitraum mit einer größeren Anzahl von Tieren zu prüfen. Andererseits besteht bei ihnen der Nachteil, daß mit der Feststellung der Gewichtsentwicklung noch nichts über die Zusammensetzung des Zuwachses ausgesagt ist. Diesem Mangel kann man aber durch Analyse ganzer Ratten am Ende eines Versuches begegnen.

Hinsichtlich der einzuhaltenden Versuchsbedingungen gilt dasselbe wie bei den Bilanzversuchen. Allerdings wurde in Anlehnung an die Versuche von HOCK[14] der Rohproteingehalt auf 10% gesenkt.

Für die Mineralstoffversorgung diente als Grundlage folgende Mischung, die in Höhe von 5% der Ration beigefügt wurde.

$NaCl$	169 g	$MnSO_4$	0,590 g
$CaHPO_4$	167 g	$CuSO_4$	0,080 g
$KHCO_3$	110 g	$KAl(SO_4)_2$	0,040 g
$CaCO_3$	77 g	$CoCl_2$	0,040 g
K_2HPO_4	36 g	KJ	0,020 g
$MgCO_3$	19 g	NaF	0,004 g
$FeSO_4$	4,65 g		

Die Mischung hat eine Erdalkalität von + 0,148 und eine Alkali-Alkalität von + 1,440 g Äquivalent. Die Forderung nach einem Basenüberschuß in der Ration wurde bereits erwähnt. Entsprechend dem Gehalt der Eiweißträger an Ca und P wurde daher die Mineralstoffmischung hinsichtlich dieser Elemente jeweils so variiert, daß die Gesamtration eine positive Erdalkalität aufwies.

Besonderer Wert wurde auf ausreichende Vitaminversorgung gelegt. Die B-Vitamine wurden in folgender Höhe (zur besseren Verteilung mit 5 g Stärke gemischt) pro 100 g Futter gegeben:

2,5 mg Aneurin (B_1)
1,0 mg Laktoflavin (B_2)
10,0 mg Nikotinsäureamid
1,0 mg Adermin (B_6)
1,5 mg Pantothensaures Ca.

Der Bedarf an Vitamin A und D wurde durch 1,5 g Lebertran pro 100 g Futter gedeckt, und die Vitamin-E-Versorgung durch Weizen- oder Maiskeimöl (etwa 0,2 mg Vit. E. je Tier und Tag) sichergestellt.

Die Tiere kamen mit einem Anfangsgewicht von ca. 50 g in den Versuch, wobei sie nach Gewicht, Wurfzugehörigkeit und Geschlecht gleichmäßig auf alle Gruppen verteilt wurden. Beendet wurden die Versuche, wenn die Ratten im Durchschnitt ein Gewicht von 150—200 g erreicht hatten, was je nach Futter nach 7—12 Wochen der Fall war. Die Gewichtsentwicklung wurde wöchentlich einmal kontrolliert. Die Unterbringung der Gruppen erfolgte je in einem Drahtkäfig, der zwecks Trennung der Geschlechter einmal durchteilt war. Der Drahtboden verhinderte eine Berührung der Tiere mit dem abgesetzten Kot.

Auf eine eingehende Darstellung der Versuche muß wiederum verzichtet werden. Hier sei daher als Beispiel nur eine typische Ration herausgegriffen.

100 g Futter enthalten:

5,0 g Mineralstoffmischung
5,0 g Vitamin-B-Stärkemischung
1,5 g Lebertran
1,5 g Weizenkeimöl
22,0 g Sojaschrot, exrtahiert (45,4% Rohprotein)
65,0 g Maisstärke.

Die Rationen der einzelnen Versuchsgruppen unterschieden sich lediglich durch die Zusätze an Vitamin B_{12} und APF, die — als B_{12} berechnet — 30 γ pro 1000 g Futter betrugen. Bei der Zugabe von Methionin und Cystin in den beiden letzten Versuchen wurde ein entsprechender Abzug von Sojaschrot vorgenommen. Die tägliche Ration wurde gewogen und so zugemessen, daß am nächsten Tag ein kleiner Rest übrig blieb, der ebenfalls gewogen wurde. Dadurch war das jeweils maximal mögliche Wachstum gewährleistet.

Da der Nährstoffgehalt der Rationen in den einzelnen Versuchen für alle Gruppen gleich war, konnte ohne Bedenken das insgesamt verzehrte Futter mit der Gewichtszunahme in Beziehung gesetzt werden, um zu vergleichbaren

Werten zu kommen. Die folgenden Tabellen 9—13 bringen eine Gegenüberstellung der durchschnittlichen absoluten Gewichtszunahmen und der Zunahme pro 100 g verzehrten Futters in den bezeichneten Versuchsabschnitten. In zwei weiteren Rubriken sind die betreffenden Werte zur besseren Übersicht noch einmal in Relation zur Mangelgruppe gebracht.

2. Ergebnisse.

Versuch 1: Aus Tabelle 9 ist zu ersehen, daß das APF-Konzentrat I keine bessere Wirkung hat als kristallines Vitamin B_{12}. Damit werden die Erfahrungen aus dem Schweinemastversuch bestätigt, in dem die Gruppe APF I ebenfalls kaum besser abschneidet als die B_{12}-Gruppe. Die Steigerung von Gewichtszunahmen und Futterausnutzung durch Vitamin B_{12} und APF beträgt etwa 10% gegenüber der Mangelgruppe.

Versuch 2 zeigt mit Palerbsen ein ähnliches Ergebnis wie Versuch 1 (Tabelle 10).

Versuch 3: In Versuch 3 gelangte das als besonders minderwertig bekannte Bohneneiweiß zur Untersuchung. Ein Blick auf Tabelle 11 läßt völlig ungenügende Zunahmen der Gruppe I erkennen. Schon eine Zugabe von Vitamin B_{12} erhöhte die Zunahme um 68%, aber das in diesem Aufzuchtversuch erstmals angewandte APF-Konzentrat II übertraf dieses Resultat noch erheblich und brachte gegenüber der Mangelgruppe eine Steigerung um 145%. Indessen beweist die Entwicklung von Gruppe IV, daß auch mit APF II noch kein maximales Wachstum möglich war.

Mit Gruppe IV sollte zunächst aus hier nicht zu erörternden Gründen ein Zusatz von „Vitamin T" geprüft werden. Als nach 8 Versuchswochen dessen völlige Unwirksamkeit festgestellt werden mußte, wurde diese Gruppe auf Methionin (0,36% der Ration, entsprechend der Differenz im Eiweiß von Vollei und Vicia faba) umgestellt. Schlagartig steigerten sich Futterverzehr und Wachstum, so daß selbst die APF-Gruppe hinsichtlich der Zunahmen in den letzten 4 Wochen um das 4,7 fache übertroffen wurde. Dieser Versuch läßt erkennen, daß das an sich minderwertige Bohneneiweiß durch Zufuhr von Vitamin B_{12}, APF und Methionin einen jeweils gesteigerten biologischen Wert erhält. Daraus kann der Schluß gezogen werden, daß Vitamin B_{12} und APF in irgendeiner Beziehung zum Methionin stehen. Versuche zur Klärung des Wirkungsmechanismus wurden zum Abschluß dieser Arbeit angestellt.

Versuch 4: In diesem Versuch wurde in Abwandlung der sonst angewandten Methodik der Rohproteingehalt der Ration auf 20% erhöht. HARTMAN u. a.[12] hatten festgestellt, daß die Zugabe von Vitamin B_{12} das Wachstum junger Ratten gegenüber der Grundration (Casein bzw. Sojaschrot) um so mehr steigerte, je höher der Gehalt der Ration an Rohprotein war und schlossen daraus, daß Vitamin B_{12} „eine bedeutende Rolle in der Ausnutzung des Proteins durch das normale Säugetier spielt". Diese Erklärung muß aber wohl dahingehend korrigiert werden, daß Vitamin B_{12} eine bessere Nutzbarmachung des Eiweißes für energetische Zwecke möglich gemacht hat, denn je höher der Eiweißanteil in der Ration nach Erreichen der optimalen Höhe ist, um so mehr

Tabelle 9. *Wachstumsversuch 1: mit Sojaschrot*

Vers.-Abschn.	Dauer Tage	Zunahmen in g			Zunahmen pro 100 g Futter			Zunahmen in % Gruppe I			Zunahm. pro 100 g Futter in % von Gruppe I		
		I	II	III	I	II	III	I	II	III	I	II	III
1	14	38,7	41,9	37,0	20,2	21,4	19,4	100	108	96	100	106	96
2	14	31,4	31,6	35,9	15,2	15,2	17,1	100	101	114	100	100	113
3	21	32,9	41,5	40,0	11,0	12,9	13,4	100	126	122	100	117	122
Gesamt	49	103,0	115,0	112,9	14,7	15,9	16,2	100	112	110	100	108	110

Gruppe I = ohne Zusatz; Gruppe II = krist. Vit. B_{12}; Gruppe III = APF I

Tabelle 10. *Wachstumsversuch 2: mit Palerbsen*

Vers.-Abschn.	Dauer Tage	Zunahmen in g I	II	III	Zunahmen pro 100 g Futter I	II	III	Zunahmen in % Gruppe I I	II	III	Zunahm. pro 100 g Futter in % von Gruppe I I	II	III
1	14	16,5	19,3	18,3	14,8	17,1	16,9	100	117	111	100	116	114
2	14	31,6	32,4	32,1	20,0	20,6	20,4	100	103	102	100	103	102
3	14	23,1	25,8	26,4	13,0	14,4	15,0	100	112	114	100	111	115
4	14	21,0	28,1	28,1	11,3	14,4	14,5	100	134	134	100	127	128
5	14	15,6	16,1	16,5	8,3	8,0	8,5	100	103	106	100	96	102
6	14	11,9	13,3	12,7	6,0	6,6	6,3	100	112	108	100	110	105
Gesamt	84	119,7	135,0	134,1	11,8	12,9	13,0	100	113	112	100	109	110

Tabelle 11. *Wachstumsversuch 3: mit Füllbergs Ackerbohnen*

Versuchs-Abschn.	Vers.-Dauer	Zunahmen in g					Zunahmen pro 10 g Futter (g)					Zunahmen in % v. Gruppe I					Zunahmen pro 100 g Futter in % von Gruppe I				
		I	II	III	IV	V	I	II	III	IV	V	I	II	III	IV	V	I	II	III	IV	V
1	28	5,5	8,1	13,2	3,5		3,0	4,2	6,9	1,9		100	147	240	64		100	140	230	63	
2	28	14,7	16,5	23,5	14,0		7,4	7,5	10,1	7,2		100	112	160	95		100	101	136	97	
1 + 2	56	20,2	24,6	36,7	17,5		5,2	6,0	8,7	4,6		100	122	182	87		100	115	167	88	
2	28	1,3	11,6	15,9	74,9		0,6	4,9	6,0	22,4		100	892	1223	5762		100	817	1000	3733	
Gesamt	84	21,5	36,2	52,6	92,4		3,7	5,6	7,7	13,0		100	168	245	430		100	151	208	351	

Gr. I = ohne Zusatz; Gr. II = krist. Vit. B_{12}; Gr. III = APF II; Gr. IV = 1 + 2 Vers. Abs. Tevita (Vit. T.) 3. Vers. d, 1-Methionin

Tabelle 12. *Wachstumsversuch 4: mit Sojaschrot (20% Rohprotein)*

Versuchs-Abschn.	Vers.-Dauer	Zunahmen in g					Zunahmen pro 10 g Futter (g)					Zunahmen in % v. Gruppe I					Zunahmen pro 100 g Futter in % von Gruppe I				
		I	II	III	IV	V	I	II	III	IV	V	I	II	III	IV	V	I	II	III	IV	V
1	14	50,4	48,5	48,3			32,8	31,4	31,2			100	96	96			100	96	95		
2	14	49,4	58,1	60,2			25,6	27,9	29,1			100	118	122			100	109	114		
3	21	46,9	65,2	62,5			15,3	17,9	17,8			100	139	133			100	117	116		
Gesamt	49	146,7	171,8	171,0			22,5	23,6	24,0			100	117	117			100	105	107		

Gr. I = ohne Zusatz; Gr. II = APF II; Gr. III = d, 1-Methionin

Tabelle 13. *Wachstumsversuch 5: mit Sojaschrot*

Versuchs-Abschn.	Vers.-Dauer	Zunahmen in g					Zunahmen pro 10 g Futter (g)					Zunahmen in % v. Gruppe I					Zunahmen pro 100 g Futter in % von Gruppe I				
		I	II	III	IV	V	I	II	III	IV	V	I	II	III	IV	V	I	II	III	IV	V
1	14	12,3	18,8	33,5	15,6	23,9	15,6	19,8	30,2	18,9	26,5	100	153	272	127	194	100	127	194	121	170
2	14	10,2	24,2	39,4	14,0	24,8	11,1	20,1	26,0	15,6	23,0	100	242	386	137	243	100	181	234	141	207
3	14	18,4	26,7	34,4	16,3	30,7	16,1	18,5	19,6	15,2	21,8	100	145	187	89	167	100	115	122	94	135
4	14	14,3	22,5	22,1	7,2	23,9	11,9	14,3	12,5	6,9	16,3	100	157	155	50	167	100	120	105	58	137
Gesamt	56	55,2	92,7	129,4	53,1	103,3	13,6	17,8	21,1	13,8	21,3	100	168	234	96	187	100	131	155	101	156

Gr. I = ohne Zusatz; Gr. II = APF II; Gr. III = d, 1-Methionin; Gr. IV = 1-Cystin; Gr. V = 1-Cystin + APF II verfällt zwangsläufig der Desaminierung und damit dem Energieumsatz. Außerdem erschien es unglaubhaft, daß unterhalb des optimalen Eiweißanteils in einer Ration sich die Zufuhr von Vitamin B_{12} bei höherem Eiweißgehalt stärker auswirken sollte als bei niedrigem.

Tabelle 12 zeigt das Ergebnis der eigenen Untersuchungen, das durchaus den Erwartungen entspricht. Es wurde bereits mehrfach festgestellt, daß vermutlich Vitamin B_{12} und APF in irgendeiner Beziehung zur Methioninsynthese oder -ausnutzung stehen. Bei einem Gehalt von 20% Rohprotein in der Ration ist das Angebot der limitierenden Aminosäure Methionin so hoch, daß eine eventuelle Minimumwirkung erst sehr viel später in Erscheinung tritt als bei einem Rohproteinanteil von 10%. Diese Zusammenhänge werden besonders deutlich, wenn man die Zunahmen pro Futtereinheit von Gruppe I (ohne Zusatz) in Versuch 4 mit denen von Gruppe III (Methionin) in Versuch 5 vergleicht. Sie stimmen fast genau überein.

Versuch 5: Im Verlauf der vorliegenden Arbeit wurden Versuche bekannt, die einen Beitrag zur Aufklärung der Beziehungen zwischen Vitamin B_{12} und Methionin gaben. JUKES und Mitarb.[16] stellten fest, daß das Kückenwachstum bei Methionin-armer Kost in Gegenwart von Vitamin B_{12} durch Zugabe von Homocystin fast ebenso gesteigert wurde wie durch Zufuhr von Methionin, während bei Vitamin B_{12}-Mangel nur Methionin wirksam war. In ähnlicher Weise konnten Ratten, die mindestens 30 Tage alt sein mußten, bei einer methioninfreien Ration weiter wachsen, wenn diese mit Homocystin + Vitamin B_{12} ergänzt wurde. Homocystin allein blieb dagegen wirkungslos (STEKOL und WEISS[32]). Zu dem gleichen Ergebnis kam BENNET[4]. Es kann hiernach kein Zweifel bestehen, daß mit Hilfe von Vitamin B_{12} eine Methioninsynthese möglich war, und zwar durch Methylierung von Homocystin.

Nun ist Homocystin, das nächst höhere Homologen von Cystin, bisher in der Natur nicht aufgefunden worden, sondern kann aus Methionin durch Behandlung mit Schwefelsäure gewonnen werden. Es war daher von Interesse festzustellen, ob eine Methioninsynthese auch aus anderen, in der Natur vorkommenden, schwefelhaltigen Aminosäuren möglich ist. Zu diesem Zweck wurden fünf Versuchsgruppen aufgestellt: ohne Zusatz, APF, Methionin, Cystin + APF. Die Methioninzufuhr betrug 0,21%, an Cystin wurde ein reichlicher Überschuß gegeben (0,3%).

Aus dem Ergebnis in Tabelle 13 (S. 254) geht hervor, daß auch das Cystin als Basis für die Methioninsynthese dienen kann, wenn die Möglichkeit der Methylierung durch Anwesenheit von APF gegeben ist. Cystin allein ist dagegen ohne Wirkung.

Die Kritiker der Wachstumsversuche führen als Hauptargument gegen diese Versuchsanstellung ins Feld, daß sie als einziges Maß für den Wert von Futtermitteln die Gewichtszunahmen hat, daß sie also von der Voraussetzung ausgeht, eine Einheit Zuwachs verkörpere stets den gleichen Nährwert. Tatsächlich liegt hier eine grundsätzliche Schwäche der Methode.

In der vorliegenden Arbeit wurde daher am Ende des Versuches eine *Vollanalyse ganzer Tiere* vorgenommen, wobei aus jeder Versuchsgruppe je ein männliches und ein weibliches Tier ausgesucht wurde, das gewichtsmäßig dem Durchschnitt seiner Teilgruppe entsprach. Das Ergebnis der Analysen stellt eine volle Bestätigung der oben gemachten Feststellungen dar, so daß eine weitere Ausführung unnötig erscheint.

3. Diskussion der Resultate und Schlußfolgerungen.

In Wachstumsversuchen mit Ratten hat auch kristallines Vitamin B_{12} eine Steigerung der Zunahmen und des Eiweißansatzes bewirkt, womit ihm ein beschränkter Einfluß auf den Eiweißstoffwechsel zugesprochen werden muß. Ein Vergleich mit den Ergebnissen von APF II (APF I scheidet aus schon dargelegten Gründen aus) läßt erkennen, daß im APF außer Vitamin B_{12} ein oder mehrere andere Faktoren vorhanden sein müssen, die eine weitere Steigerung der Vitamin B_{12}-Wirkung zur Folge haben. Diese Feststellung stimmt mit dem Ergebnis des eingangs behandelten Mastversuches überein und wird von vielen Arbeiten aus der Literatur bestätigt.

Da eine Methioninzugabe ebenfalls eine Wachstumssteigerung, die sogar die von APF noch übertrifft, bewirkt, und Methionin die limitierende Aminosäure der verwendeten Eiweißarten ist, liegt die Vermutung nahe, daß der Organismus durch die Faktoren des APF in die Lage versetzt worden ist, Methionin zu synthetisieren.

Aus Versuchen von JUKES u. a. [16], STEKOL und WEISS [32] und BENNET [4] geht hervor, daß in Gegenwart von Vitamin B_{12} eine Methioninsynthese aus Homocystin durch Methylierung möglich ist. Damit war ein erster Hinweis auf den Wirkungsmechanismus von Vitamin B_{12} gegeben. Allerdings hatte die Feststellung nur theoretische Bedeutung, jedenfalls konnte sie kein Beweis für die Wirkung von Vitamin B_{12} auf den Eiweißstoffwechsel unter natürlichen Verhältnissen sein, da Homocystin im nativen Eiweiß nicht aufgefunden worden ist. In vorliegender Arbeit wurde daher untersucht, ob beispielsweise Cystin als natürlich vorkommende schwefelhaltige Aminosäure das Grundgerüst für die Methioninsynthese bilden kann. Aus den Gewichtszunahmen und der Analyse ganzer Tiere geht unzweifelhaft hervor, daß dieses möglich ist, und zwar nur in Gegenwart von APF.

Zur Methylierung ist zu bemerken, daß darunter die Übertragung vollständiger Methylgruppen von einer Verbindung auf die andere verstanden wird. Die hauptsächlichen Träger solcher „labilen" Methylgruppen sind neben Methionin, Cholin und Betain. Nach neueren Untersuchungen (STEKOL und WEISS [32]) ist der Organismus in der Lage — vermutlich aus Glykokoll und Serin — selbst Methylgruppen zu synthetisieren, so daß die oben genannten Verbindungen sowohl als Methyldonatoren, wie deren Vorstufen als Methylakzeptoren dienen können. Eine Transmethylierung ist in jedem Fall aber nur möglich, wenn Vitamin B_{12} oder APF zugegen ist. So konnten SCHAEFER und Mitarbeiter in umfangreichen Versuchen zeigen, daß Vitamin B_{12} den Cholinbedarf reduziert [27, 28], und eine Synthese von Cholin aus seinen Vorstufen nur bei Gegenwart von Vitamin B_{12} möglich ist [29].

So muß dem Vitamin B_{12} und APF ganz allgemein entscheidende Bedeutung für Methylierungsreaktionen zugeschrieben werden. Im Hinblick auf die

Wirkung anderer Vitamine des B-Komplexes kann man sich seine Rolle wahrscheinlich als Co-Ferment eines Enzymsystems vorstellen, das vermutlich auch noch in naher Beziehung zur Folinsäure steht, die in manchen Fällen eine additive Wirkung zum Vitamin B_{12} zeigt[28, 31].

In Form der Methylierung besteht also ein indirekter Einfluß auf den Eiweißstoffwechsel, der nur zur Wirkung kommt, wenn bestimmte Vorbedingungen erfüllt sind, d. h. wenn die Vorstufen des Methionin vorhanden sind. Das geht eindeutig aus dem Ergebnis von Gruppe III und V in Versuch 5 hervor, denn Gruppe III war auf die Vorräte an Vorstufen im Grundfutter angewiesen, während Gruppe V einen Zusatz von Cystin erhielt. Wahrscheinlich liegt hier überhaupt die Ursache für die oft sehr unterschiedliche oder ganz ausgebliebene Wirkung von Vitamin B_{12} bzw. APF wie etwa in vorliegender Arbeit bei den Bilanzversuchen.

Ob sich die Wirkung von Vitamin B_{12} bzw. APF in der Methylierung erschöpft, erscheint allerdings zweifelhaft, zumal APF außer Vitamin B_{12} noch andere Faktoren enthält. Aus den Ergebnissen der vorliegenden Arbeit kann aber entnommen werden, daß durch die Methylierung der Haupteinfluß von Vitamin B_{12} und APF auf den Eiweißstoffwechsel erfolgt. Somit ist festzustellen, daß keine Veranlassung besteht, die klassische Vorstellung von der biologischen Wertigkeit des Eiweißes aufzugeben, wie dieses von manchen Autoren gefordert wird, die den Wert eines Eiweißes nur noch nach dem Gehalt an Vitamin B_{12} beurteilen wollen.

V. Zusammenfassung

Die Untersuchung des Einflusses von Vitamin B_{12} und APF auf den Eiweißstoffwechsel wurde in drei Versuchsreihen unternommen.

1. Einleitend wurde ein Schnellmastversuch mit Schweinen durchgeführt, um die Wirkung von APF und B_{12}-Zusätzen zu Futterrationen zu prüfen, wie sie unter deutschen landwirtschaftlichen Verhältnissen üblich sind. Dabei erwies sich kristallines Vitamin B_{12} als unwirksam. Der Einfluß der APF-Präparate lag mehr in einer Erhöhung der täglichen Zunahmen als in einer Verbesserung der Futterverwertung. Ein APF-Mangel wirkte sich am Anfang der Schnellmast am deutlichsten aus.

2. In N-Bilanzversuchen nach dem Thomas-Mitchell-Verfahren wurde der Einfluß von Vitamin B_{12} und APF auf die N-Retention bei Schweinen und Ratten geprüft. Eine Änderung der N-Retention konnte nur in einem Fall durch APF bei jungen Schweinen festgestellt werden.

3. Zur Klärung der Wirkungsweise des APF und von Vitamin B_{12} wurden fünf Fütterungsversuche an wachsenden Ratten mit verschiedenen Zusätzen durchgeführt. Aus den Ergebnissen wird geschlossen, daß dem Vitamin B_{12} und APF eine entscheidende Bedeutung für die Methylierungsreaktionen zukommt, und daß in Form der Methylierung ein indirekter Einfluß auf den Eiweißstoffwechsel besteht, der nur unter bestimmten Vorbedingungen zur Wirkung kommt.

Literaturverzeichnis

1 ANDERSON, G. C. u. A. G. HOGAN: J. Nutr. 40, 243, 1950.
2 BARTELS, R.: Arch. Tierern. u. Tierzucht 3, 278, 1930.
3 BELL, J. M. u. I. K. LOOSLI: J. Animal Sci. 10, 50, 1951.
4 BENNET, M. A.: J. Biol. Chem. 187, 751, 1950.
5 BLOCK, R. J. u. H. H. MITCHELL: Nutr. Abstr. and Reviews 16.
6 CHARKEY, L. W., H. S. WILGUS, A. R. PATTON u. F. X. GASSNER: Proc. Soc. Exp. Biol. Med. 73, 21, 1950.
7 CHOW, B. F. u. L. BARROWS: Fed. Proc. 9, 354, 1950.
8 COLUMBUS, A.: Arch. Tierernährung 1, 36, 1950.
9 CUNHA, T. J., H. H. HOPPER, J. E. BRUNSIDE, A. M. PEERSON, R. S. GLASSCOCK u. A. SHEALEY: Arch. Biochem. 23, 510, 1949.
10 EMERSON, G. A.: Proc. Soc. Exp. Biol. Med. 70, 392, 1949.
11 FROST, D. V., H. H. FRICKE u. H. C. SPRUTH: Proc. Soc. Exp. Biol. Med. 72, 102, 1949.
12 HARTMAN, A. M., L. P. DRYDEN u. C. A. CARY: Arch. Biochem. 23, 165, 1949.
13 HENRY, K. M. u. S. K. KON: Biochem. J. 48, XI, 1951.
14 HOCK, A.: Biochem. Ztschr. 311, 385, 1942.
15 HOCK, A.: Biochem. Ztschr. 314, 54, 1943.
16 JUKES, T. H., E. L. STOKSTAD u. H. P. BROQUIST: Arch. Biochem. 25, 453, 1950.
17 LESTER SMITH, E. u. L. F. PARKER: Biochem. J. 43, VIII, 1948.
18 LESTER SMITH, E.: Nutr. Abstr. and Rev. 20, 795, 1951.
19 MC COLLUM, E. V. u. D. R. HOAGLAND: J. Biol. Chem. 16, 299, 1913.
20 MITCHELL, H. H.: J. Biol. Chem. 58, 873, 1924.
21 NESHEIM, R. O., I. L. KRIDER u. B. C. JOHNSON: Arch. Biochem. 27, 240, 1950.
22 OGINSKY, E. L.: Arch. Biochem. 26, 327, 1950.
23 RICKES, E. L., N. G. BRINK, F. R. KONIUSZY, T. R. WOOD u. K. FOLKERS: Science 107, 396 1948.
24 ROSE, W. C.: Science 86, 298, 1937.
25 ROSE, W. C.: Physiol. Reviews. 18, 119, 1938.
26 RUPP, J., K. E. PLASCHKIS u. A. CANTARO: Proc. Soc. Exp. Biol. Med. 76, 432, 1951.
27 SCHAEFER, A. E., W. D. SALMON u. D. R. STRENGTH: Proc. Soc. Exp. Biol. Med. 71, 193 u. 202, 1949.
28 SCHAEFER, A. E., W. D. SALMON D. R. STRENGTH u. D. H.COPELAND: J. Nutr. 40, 95, 1950.
29 SCHAEFER, A. E., W. D. SALMON u. D. R. STRENGTH: J. Nutr. 44, 305, 1951.
30 SCHIFTAN, H.: Arch. Tierernährung u. Tierzucht 8, 212, 1932.
31 SHIVE, W., I. M. RAVEL u. R. E. EAKIN: J. Am. Chem. Soc. 70, 2614, 1948.
32 STEKOL, J. A. u. K. WEISS: J. Biol. Chem. 186, 343, 1950.
33 SURE, B. u. L. EASTERLING: J. Nutr. 42, 221, 1950.
34 THOMAS, K.: Arch. Anat. und Physiol. 25, 219, 1909.
35 ZUCKER, T. E. u. L. M. ZUCKER: Vitamins and Hormones 8, 1, 1950.

FSC
www.fsc.org
MIX
Papier | Fördert
gute Waldnutzung
FSC® C083411

Zeitfracht Medien GmbH
Ferdinand-Jühlke-Straße 7
99095 Erfurt, Deutschland
produktsicherheit@kolibri360.de